人民健康·名家科普丛书

甲状腺疾病防与治

总主编　王　俊　王建六
主　编　纪立农
副主编　张秀英

科学技术文献出版社
SCIENTIFIC AND TECHNICAL DOCUMENTATION PRESS
·北京·

图书在版编目（CIP）数据

甲状腺疾病防与治 / 纪立农主编. — 北京：科学技术文献出版社，2024. 6
（人民健康 · 名家科普丛书 / 王俊，王建六总主编）
ISBN 978-7-5235-0803-9

Ⅰ. ①甲⋯　Ⅱ. ①纪⋯　Ⅲ. ①甲状腺疾病 — 防治　Ⅳ. ① R581

中国国家版本馆 CIP 数据核字（2023）第 184827 号

甲状腺疾病防与治

策划编辑：孔荣华 王黛君 责任编辑：吕海茹 责任校对：张微 责任出版：张志平

出版者	科学技术文献出版社
地址	北京市复兴路15号　邮编　100038
编务部	（010）58882938，58882087（传真）
发行部	（010）58882905，58882868（传真）
邮购部	（010）58882873
官方网址	www.stdp.com.cn
发行者	科学技术文献出版社发行　全国各地新华书店经销
印刷者	北京地大彩印有限公司
版次	2024年6月第1版　2024年6月第1次印刷
开本	880 × 1230　1/32
字数	147千
印张	7.625
书号	ISBN 978-7-5235-0803-9
定价	49.80元

编　委　会

丛书序

“健康所系，性命相托”，铮铮誓言诠释着医者的责任与担当。北京大学人民医院，这座百年医学殿堂，秉承“仁恕博爱，聪明精微，廉洁醇良”的百年院训，赓续“人民医院为人民”的使命，敬佑生命，守护健康。

人民健康是社会文明进步的基础，是民族昌盛和国家富强的重要标志，也是广大人民群众的共同追求。党中央把保障人民健康放在优先发展的战略位置，注重传播健康文明生活方式，建立健全健康教育体系，提升全民健康素养。北京大学人民医院勇担“国家队”使命，以守护人民健康为己任，以患者需求为导向，充分发挥优质医疗资源的优势，实现了全员时时、处处健康宣教，以病友会、义诊、讲座多渠道送健康；进社区、进乡村、进企业、进学校、上高原，足迹遍布医联体单位、合作院区，发挥了“国家队”引领作用；打造健康科普全媒体传播平台，将高品质健康科普知识传递到千家万户，推进提升了国民健康素养。

在建院105周年之际，北京大学人民医院与科学技术文献出版社合作，25个重点学科、200余名资深专家通力打造医学科普丛书“人民健康·名家科普”。丛书以大数据筛查百姓常见健康问题为基准，结合北京大学人民医院优势学科及医疗特色，传递科学、精准、高水平医学科普知识，提高公众健康素养和健康文化水平。北京大学人民医院通过“互联网 + 健康科普”形式，构建“北大人民”健康科普资源库和健康科普专家库，为实现全方位、全周期保障人民健康奠定并夯实基础；为实现“两个一百年”奋斗目标、实现中华民族伟大复兴贡献“人民”力量！

王 俊 王建六

前言

甲状腺是人体最大的内分泌腺体，甲状腺合成分泌甲状腺激素，对人体新陈代谢的调控、组织器官生理活动的维持及生长发育的正常进行都具有重要的作用。甲状腺疾病谱具有多样化的特点，涉及甲状腺功能异常、甲状腺炎、甲状腺结节及甲状腺癌等多个病种，据估计，目前我国有超过 2 亿的甲状腺疾病患者。

然而，由于我国目前医疗资源及诊疗水平的分布尚不够均衡，人们对甲状腺疾病的知晓率比较低，整体规范治疗率更是不足；加之甲状腺疾病早期症状不典型，常被漏诊或误诊，给人们的身体健康和生活质量造成严重影响。为解决甲状腺疾病防治所面临的这一困境，近年来，经各级政府、卫生保健部门及医学学术组织共同努力，积累了大量基于中国人群的循证医学证据，发布或更新了多个与甲状腺疾病诊治相关的指南和共识，加强了临床医生在甲状腺疾病诊疗方面的培训，从总体上提高了我国在甲状腺疾病方面的诊治水平。

为方便广大人民群众更全面、更准确地了解甲状腺疾病，也为了满足非医学背景医务人员对甲状腺相关知识的需求，北京大学人民医院组织与甲状腺疾病相关的多学科专家共同编撰此书。

专家们汇总梳理患者就诊时常咨询的问题，以生动而严谨的语言形式，按病种分章节地为大家解析甲状腺常见疾病的防治。本书在编写过程中参考了大量的文献资料和国内外临床指南，以确保其科学性和准确性。

本书内容丰富而全面，不仅包括了甲状腺的基础知识、常用甲状腺化验、检查及常见甲状腺疾病的诊疗内容，还专门设置了妊娠与甲状腺疾病章节，讲解孕产妇人群的甲状腺疾病筛查及管理，助力优生优育，保障孕妇及其子代健康。免疫疗法为不同类型癌症治疗带来了革命性突破，随着免疫检查点抑制剂在临床中的应用不断深入，此类药物毒性所涉及的甲状腺问题也是一个难点。本书紧追前沿和进展，对这一热点内容单列章节给予解析。在本书的最后，我们还分享了典型的甲状腺疾病病例，供读者们更有趣味地了解甲状腺相关疾病。

希望此书能成为广大读者的良师益友，也竭诚欢迎各位专家批评指正，让我们共同努力，保障全生命周期的甲状腺健康。

纪立农

目录

第四章

第六章

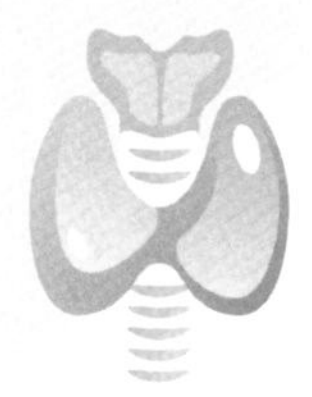

第一章

甲状腺

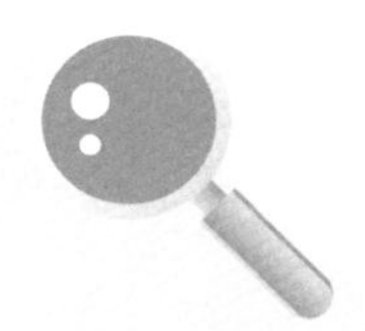

快速了解甲状腺功能

Q: 甲状腺是什么？对人体有什么作用？

甲状腺是我们每个人都具有的内分泌腺体，它是人体最大的内分泌器官，形似蝴蝶，由甲状腺左叶、右叶和连接两叶之间的甲状腺峡部 3 个部分组成。正常甲状腺位于我们的颈部前下紧贴于气管前方，大致相当于男性喉结位置的下方。甲状腺通常比较柔软，约重 20 克，甲状腺每叶长为 4～5 cm，宽约 2.5 cm，厚约 2 cm。虽然甲状腺紧贴在我们的气管前方，但若甲状腺没有特殊病变时，我们一般看不见也触摸不到甲状腺的存在。

甲状腺是人体不可或缺的内分泌腺体，甲状腺由大量滤泡上皮细胞组成，这些细胞可以合成并分泌甲状腺激素，即我们常常听说的三碘甲状腺原氨酸（T_3）和甲状腺素（T_4）。甲状腺激素的合成受垂体分泌的促甲状腺激素（TSH）调控，又称为垂体 – 甲状腺轴。

通过上述指标的变化可判断患者是否有甲状腺功能亢进或甲状腺功能减退，并了解患者的垂体功能。典型的甲亢患者会表现为 T_3、T_4 增高与 TSH 降低，甲状腺功能亢进越严重，TSH 降低会越明显。反之，甲状腺功能减退患者会表现为 T_3、T_4 降低与

TSH 增高，甲状腺功能减退越严重，TSH 增高会越明显。

甲状腺激素被释放到血液中，随着血液流经我们全身各处，与身体里各组织器官细胞上的甲状腺激素受体（接受甲状腺激素的特殊结构）结合，调节着人体的能量及物质代谢，因此，甲状腺也被誉为人体新陈代谢调节的主控器。而且，甲状腺激素在维持人体的生长发育方面也起着至关重要的作用。另外，在甲状腺组织中，除了滤泡上皮细胞外，还存在滤泡旁细胞（C 细胞），它分泌降钙素，对机体骨代谢发挥着重要的调节作用。

Q: 甲状腺激素是如何产生和分泌的?

甲状腺激素的合成依赖甲状腺内的滤泡上皮细胞。人体摄入的碘被甲状腺滤泡细胞摄取，在甲状腺滤泡上皮细胞内活化，成为活性碘。这一步被称为碘的活化，活化过程依赖过氧化物酶的作用。此后，活性碘与甲状腺滤泡中的甲状腺球蛋白上的酪氨酸残基结合，生成单碘酪氨酸（MIT）和双碘酪氨酸（DIT），即酪氨酸的碘化。在过氧化物酶的作用下，MIT 和 DIT 分别双双缩合生成 T_3 和 T_4，这一步就是碘化酪氨酸的缩合，最终合成了有功能的甲状腺激素。

合成的甲状腺激素并不会被马上分泌，而是以甲状腺球蛋白为容器先贮存在甲状腺滤泡这个仓库中，等到有需要的时候，由甲状腺滤泡上皮细胞将含有 T_3、T_4 的甲状腺球蛋白从甲状腺滤泡中释放出来，然后在蛋白水解酶的帮助下，T_3、T_4 与甲状腺球蛋白分离，进入血液循环。

Q: 甲状腺功能是如何调节的?

甲状腺的功能受到下丘脑、垂体的调节。下丘脑分泌促甲状腺激素释放激素（TRH），作用于垂体，垂体随后释放TSH，TSH与甲状腺上相应的受体结合，使甲状腺分泌甲状腺激素。当循环中的甲状腺激素过多时，会负反馈抑制下丘脑和垂体分泌TRH和TSH，使甲状腺激素分泌减少，从而减少循环中的甲状腺激素含量；相反，如果循环中的甲状腺激素过少，对下丘脑和垂体的负反馈减弱，TSH分泌增加，使循环中的甲状腺激素含量增加。通过这种负反馈调节方式，维持循环中甲状腺激素含量的稳定。如果下丘脑-垂体-甲状腺轴的任何一个环节发生病变或调节异常，都可能引起甲状腺激素含量的异常，进而导致甲状腺功能异常。

Q: 甲状腺激素对糖脂代谢有哪些影响?

甲状腺激素具有升高血糖的作用。一方面，甲状腺激素可以促进肠道对摄入葡萄糖的吸收，促进肝脏的糖异生，将其他物质转化为葡萄糖，还可以增强其他升糖激素的升糖作用；另一方面，甲状腺激素也促进脂肪、肌肉等外周组织摄取和利用葡萄糖，降低循环中的葡萄糖水平。因此，甲亢患者常表现为进食后血糖迅速升高随后又迅速下降。

甲状腺激素可以提高分解脂肪的酶活性，增强其他促进脂肪分解的激素的作用。同时，甲状腺激素可以诱导白色脂肪细胞的分化、增殖，促进脂肪的合成。因此，甲状腺激素既有促进脂肪合成又有促进脂肪分解的作用。但甲状腺激素的促分解作用强于促合成作用，所以甲亢患者多表现为体重下降、体脂含量降低。

第二节 甲状腺相关的血液和尿液检查

Q: 甲状腺相关的化验主要有哪些?

临床上常用的甲状腺相关化验主要包括总甲状腺素（TT_4）、游离甲状腺素（FT_4）、总三碘甲状腺原氨酸（ TT_3 ）、游离三碘甲状腺原氨酸（FT_3）、血清促甲状腺激素（TSH）、甲状腺过氧化物酶抗体（TPOAb）、甲状腺球蛋白抗体（TgAb）、促甲状腺激素受体抗体（TRAb）、降钙素。

TT_4 和 TT_3 是反应甲状腺功能的指标。甲亢时 TT_3 和 TT_4 水平升高，甲减时 TT_3 和 TT_4 水平降低。如果仅有 TT_3 增高而 TT_4 不增高则考虑 T_3 型甲亢；如果仅有 TT_4 增高而 TT_3 不增高则考虑 T_4 型甲亢。TT_3 降低可出现于多种严重的全身性疾病中，即甲状腺功能正常的病态综合征（又称为低 T_3 综合征）。因此，TT_4 降低在甲减诊断中起到重要作用。然而，TT_3 和 TT_4 的化验值容易受到多种因素的影响，如妊娠、病毒性肝炎及某些药物等，这时候就要参考 FT_4 的化验结果。

TSH 可用于协助甲亢、甲减、亚临床甲亢和亚临床甲减的诊断和分型，还可用于原发性甲减及甲状腺癌的治疗监测等。例如，TSH 高于正常范围上限而 TT_4 正常，提示亚临床甲减。相反，TSH 低于正常范围上限而 TT_4 正常，提示亚临床甲亢。

TPOAb、TgAb、TRAb 主要用于协助自身免疫性甲状腺疾病的诊断，如自身免疫性甲状腺炎、毒性弥漫性甲状腺肿等。

降钙素是甲状腺髓样癌最重要的肿瘤标志物，主要用于甲状腺髓样癌的辅助诊断和复发监测。

Q: 甲状腺摄碘率检查的意义是什么?

碘是甲状腺激素合成的重要原料之一。甲状腺具有摄取和聚集碘的功能，示踪碘（^{131}I）进入甲状腺后，利用其能放出 γ 射线的特性，用探测器在甲状腺部位可测出甲状腺摄取碘的速度和数量，从而反映甲状腺的功能状态。正常情况下，甲状腺摄碘率在 24 小时达到高峰，2～4 小时摄碘率约为 24 小时摄碘率的 1/2。

一般来说，3 小时摄碘率＞ 25% 和 24 小时摄碘率＞ 45% 表示摄碘率增高，例如，甲亢患者的甲状腺摄碘率高峰提前且摄碘率升高，单纯性甲状腺肿患者的甲状腺摄碘率高但无高峰提前现象。3 小时摄碘率＜ 5% 和 24 小时摄碘率＜ 15% 表示摄碘率降低，临床常见原发性甲减、继发性甲减及亚急性甲状腺炎的患者摄碘率降低。甲状腺摄碘率检查还可用于甲亢患者行放射性碘治疗之前的用药剂量估算。

Q: 甲状腺显像检查的意义是什么?

甲状腺显像的原理与摄碘率试验相同，但检查的方法不同。给患者口服碘化钠后的一定时间内，使用 γ 闪烁照相机使甲状腺显像，通过显像图可呈现甲状腺位置、大小、形态及放射性分布状况，可用于鉴别甲状腺结节的功能，诊断异位甲状腺组织、甲状腺缺如或发育不良，也可用于估算甲状腺重量和观察残留甲状腺组织的形态。^{99m}锝（^{99m}Tc）与无机碘离子很类似，为同族元素，能为正常甲状腺组织所摄取，但不参与甲状腺激素的合成。由于^{99m}Tc 具有半衰期短、能量低、辐射剂量小等特性，故也常作为甲状腺的显像剂。^{99m}Tc–高锝酸盐为目前最常用的甲状腺显像剂，一般采用静脉注射给药，且不受含碘食物、药物的影响，患者不需做特殊准备。由于其辐射剂量较低，尤其适合于儿童患者。近年来随着影像学技术的发展，采用单光子发射计算机断层显像（SPECT）和正电子发射断层仪（PET），获取甲状腺的断层图像，可进一步提高对甲状腺疾病的诊断能力。

Graves 病（GD）又称毒性弥漫性甲状腺肿，其引起的甲亢可简称为 GD 甲亢。在新发 GD 甲亢患者中，甲状腺呈弥漫性肿大，甲状腺显像检查显示碘摄取功能增强，呈均匀的放射性核素浓聚，血流灌注明显增高，且显影时间明显提前。反之，甲减时血流灌注减少，显影时间延后且显像不清。在桥本甲状腺炎的患者中，放射核素分布浓淡不均。患亚急性甲状腺炎时，甲状腺显影模糊或不显像，周围本底放射性增高。

甲状腺显像也有助于甲状腺结节良恶性的鉴别诊断，根据结节摄取能力的不同可分为热结节、温结节及冷结节。热结节表明结节组织的摄取能力高于周围正常的甲状腺组织，多见于自主性高功能性甲状腺结节（或腺瘤）；温结节是结节组织的摄取能力与周围正常组织相似，多见于甲状腺腺瘤，也可见于甲状腺癌；

冷结节表示结节部位无摄取或结节组织的摄取能力低于周围正常组织，多见于甲状腺癌，也可见于甲状腺腺瘤、甲状腺囊肿、结节性甲状腺肿、甲状腺炎及甲状腺出血、钙化、纤维化等。

Q: TRH 兴奋试验有哪些用处?

下丘脑－垂体－甲状腺轴负责调控甲状腺激素的分泌功能，下丘脑分泌的促甲状腺激素释放激素（TRH）是一种神经肽类激素，可促进垂体促甲状腺激素（TSH）的分泌，后者促进甲状腺分泌甲状腺激素。甲亢时血清 T_4 及 T_3 增高，反馈抑制垂体分泌 TSH，故 TSH 不受 TRH 兴奋。因此，甲状腺毒症患者注射 TRH 后，如果 TSH 无反应则支持甲亢诊断；如 TSH 升高，则可排除甲亢。在诊断原发性甲减时，首先参考的是 TSH 升高，当 TSH 数值处于临界值难以判断时，TRH 试验如明显兴奋则有助于诊断原发性甲减。在鉴别继发性甲减的原因时，TRH 刺激后若 TSH 明显升高或延迟升高提示病变在下丘脑，若 TSH 没有升高则表示病变在垂体。因其他垂体疾病引起 TSH 分泌不足时，对 TRH 试验呈无反应或弱反应，提示 TSH 分泌的储备功能差。

Q: 甲状腺抑制试验的临床意义是什么?

垂体－甲状腺轴呈负反馈的调节关系，当血清 T_4 及 T_3 增高时，反馈抑制垂体合成和分泌 TSH，甲状腺抑制试验又称 T_3 抑制试验，就是基于这一原理实施的。正常人服用外源性 T_3 后，可以负反馈抑制 TSH 的释放，进而使甲状腺对碘的摄取率降低。但在病理情况下，如毒性弥漫性甲状腺肿的患者，自身免疫性物质（如促甲状腺激素受体抗体）持续刺激甲状腺使其摄碘率增高，甲状腺摄碘率不受外源性 T_3 的抑制。该试验可用于单纯性甲状腺肿与毒性弥漫性甲状腺肿的鉴别，也有助于鉴别突眼症状的发生是否为甲状腺相关眼病。

Q: 反 T_3 水平升高见于哪些临床情况？

正常情况下，反 T_3（rT_3）是 T_4 在 5' 脱碘酶的作用下降解产生的无生物活性的产物。rT_3 在循环中有 98% 与甲状腺素结合球蛋白（TBG）结合，其浓度与 T_4 和 T_3 维持一定比例，尤其与 T_4 变化相一致。①甲亢时 T_4 和 T_3 升高，rT_3 也升高，是评价甲亢的敏感指标之一。②丙基硫氧嘧啶、糖皮质激素、普萘洛尔、胺碘酮、碘造影剂的使用也会导致 rT_3 水平的升高。③测定 rT_3 的水平可用于甲减的鉴别，若 T_3、T_4、rT_3 均降低，TSH 升高，则应考虑甲减诊断。④若同时存在重度营养不良或其他急慢性疾病，T_3、T_4 降低，rT_3 增高，TSH 水平正常，则不考虑甲减，这一状态被称为低 T_3 综合征。

Q: 尿碘检测的意义及注意事项有哪些？

碘是人体合成甲状腺激素所必需的微量元素，机体摄碘不足或过多，都会影响甲状腺功能或造成甲状腺损伤，导致甲状腺疾病的发生。人体摄入的碘都会经肾脏排出，因此尿碘检测可反映机体碘营养的状态。①由于晨尿中碘的含量比较稳定，建议留取晨尿进行尿碘的测定。②尿碘含量受每天摄入的食物、药物、饮水量、出汗量等因素的影响，所以在尿碘检测前，不要过量饮水，减少出汗。③留取尿液后拧紧瓶盖及时送检，防止水分蒸发尿液浓缩，影响结果的准确性。

Q: 化验甲状腺相关抗体有什么意义？

甲状腺相关抗体是临床鉴别甲状腺疾病发生原因的重要线索，常用的有 TPOAb、TgAb 及 TRAb。①血清 TPOAb 和/或 TgAb 滴度持续明显升高是慢性淋巴细胞性甲状腺炎患者的特征之一，又称为桥本甲状腺炎，是最常见的自身免疫性甲状腺疾病，也是造成甲状腺功能减退的最常见原因。② TRAb 是一组抗甲状腺细胞膜上 TSH 受体的自身抗体，目前根据与 TSH 受体结合后所产生的效应分为甲状腺刺激性抗体（TSAb）和甲状腺阻断性抗体（TBAb）两类。TSAb 可持续刺激甲状腺合成和分泌甲状腺激素，是 GD 甲亢的致病性抗体，该抗体可作为甲亢诊断、判断预后和抗甲状腺药物停药的指标。③桥本甲状腺炎常与 GD 共存，血清中同时存在 TRAb 和 TPOAb、TgAb，组织学上兼有桥本甲状腺炎和 GD 两种表现，临床上可表现为甲亢和甲减交替出现，少数患者还可伴有其他自身免疫性疾病。

甲状腺超声检查

Q: 为什么要做甲状腺超声检查?

甲状腺超声检查是甲状腺的所有影像学检查中分辨率最高的，并且操作快捷、无辐射，是诊断甲状腺疾病尤其是甲状腺结节的首选检查手段。甲状腺超声检查主要是对甲状腺的大小、形态、功能状态、内部质地是否均匀进行评估，看甲状腺实质中是否有结节（所谓的结节就像是疙瘩汤里的疙瘩，而正常的甲状腺就像一碗面糊，质地均匀），同时对甲状腺结节的恶性风险进行分类评估（如甲状腺影像报告和数据系统，英文全称为 Thyroid Imaging Reporting and Data System，缩写为 TI-RADS，是最常用的一种分类方法），对于临床医生的治疗选择可以给出很好的指导性意见。

如果甲状腺结节内部全都是细胞，称之为实性结节；有些结节内充斥的全是液体，称之为囊肿或囊性结节；有些结节内既有液体又有细胞成分，称之为囊实性结节。超声检查对于甲状腺结节的评估，重点观察的内容除了上述结节的成分（实性、囊肿或囊性、囊实性），还包括结节的大小、回声水平（高回声、低回声、等回声）、边界、形态、点状钙化、硬度等。超声医生将这些方面的信息综合起来，按照 TI–RADS 的分类评分系统给结节一个评分，再按照这个评分所对应的等级，在超声报告中对结节进行 TI–RADS 分级。分类级别越高，恶变的风险也就越大。不同医院采用的评分系统可能略有差异，比如，有些医院采用北美放射学会的标准，有些医院采用中国或欧洲的标准。总体来讲，不论采用哪种分类标准，如果一个结节的分类是 TI–RADS 4 级以上，那就需要密切关注或行进一步检查了。

当然，很多人做超声检查是为了检查甲状腺结节，除此以外，甲状腺超声也可以辅助诊断甲状腺功能异常（甲减或甲亢）、甲状腺炎等疾病。对于甲状腺这个体积比较小的器官，由于分辨率的限制，CT 或磁共振成像检查都不太有优势，所以超声检查是首选。

Q: 甲状腺超声检查需要做什么准备?

甲状腺位于颈部前方，喉结下方紧贴气管的两旁，其下方靠近胸骨，两侧为胸锁乳突肌，这个区域比较容易暴露，一般甲状腺的超声也会包括颈部淋巴结的检查，所以暴露的范围会稍微大一些。这项检查的注意事项如下。

检查前：做甲状腺超声检查前，注意不要穿高领的衣服、不要佩戴项链等饰品，保持颈部皮肤的清洁、无开放性伤口等。甲状腺是一个实质性脏器，其周围有气管、食管等空腔器官，但二者均位于甲状腺的后方，其内的气体并不影响甲状腺显示，所以不需要提前做空腹准备。

检查时：尽量保持平静呼吸，放松肌肉，避免频繁吞咽动作，按照医生指示变动体位，否则会出现图像模糊、不清晰，尤其是在病变较小、不易定位的情况下。检查过程中，医生会使用一些耦合剂（一些类似啫喱的东西），这是可以有效减少声能损失、提高成像质量所必需的措施，其主要成分是水和增稠剂等，不会造成衣物污染。当然，医生也会在衣领两侧放置纸巾，尽量避免耦合剂弄湿衣物。

检查后：医生会浏览图像，如果有不清晰或者不满意的图片，可能会再次检查、补充采集。检查完成后，患者用纸巾清洁皮肤上的耦合剂就可以了，待超声医生给出检查报告就可以去相应科室就诊了。

Q: 甲状腺超声的哪些表现提示甲状腺癌?

甲状腺结节是很常见的，在成人体检时，借助高分辨率超声，甲状腺结节的检出率可高达 60%～80%。虽然绝大多数的甲状腺结节都是良性的，但人们最担心的是自己会不会患上了甲状腺癌。由于超声检查快捷方便、简单经济且无侵入、无辐射，又能对甲状腺结节的大小、形态、功能状态、内部质地等进行评估，被视为甲状腺癌筛查的首选检查方法。

甲状腺癌的超声表现有很多种，最常见的超声征象包括边界不清、形态不规则、纵横比大于 1、内部呈实性低回声、可以见到大小不等的钙化、后方回声衰减及颈部淋巴结异常等。但是，良恶性病灶的超声表现可能会有交叉，也不能仅仅通过一个超声征象来确定病灶的良恶性，如炎性病灶也可能边界不清，实性低回声病灶也可以为良性，恶性病灶也可以是囊实性结节，结节性甲状腺肿内部也可以出现钙化，其他疾病也可以出现异常的颈部淋巴结。因此，我们要根据病灶的超声表现来综合判断，或进一步通过结节穿刺检查或基因突变检测辅助诊断。

Q: 超声报告写的“甲状腺弥漫性病变”，很严重吗?

我们在临床工作中经常遇到一些患者，手持结论为“甲状腺弥漫性病变”的超声检查单，很焦虑地问医生：“这个弥漫性病变是不是很严重，没法治了啊？”首先，弥漫性病变是个超声的影像学诊断，好多疾病都可以有类似表现，并不是专指哪种疾病，更不等于癌变，仅表示甲状腺有问题，可能需要进一步检查。其次，弥漫性病变是说整个甲状腺的超声表现都有异常，但并不表示没得治。这一类描述通常与自身免疫性炎症或者甲状腺功能异常相关（甲亢 / 甲减），而不是肿瘤性疾病的征象。

在这种情况下，医生会建议您完善甲状腺功能及甲状腺相关抗体的化验。如果血清 TgAb 和 / 或 TPOAb 水平升高，提示存在甲状腺的慢性自身免疫性炎症，又称为桥本甲状腺炎，这些抗体对甲状腺组织有一定的破坏作用，在超声检查时呈弥漫性低回声内出现短线状强回声并呈分隔状或网格状改变。长期持续的慢性炎症可能会导致甲状腺功能减退，所以，当超声显示甲状腺呈弥漫性病变时，需要在临床医生指导下完善进一步的化验检查或定期随访。

总之，超声检查如发现甲状腺弥漫性病变，较常见的疾病是桥本甲状腺炎，而非肿瘤性疾病，不要过度紧张焦虑。

Q: 甲状腺结节有钙化、血流，是不是癌？

甲状腺结节是甲状腺细胞在局部异常生长所引起的一个或多个组织结构异常的团块，高分辨率超声检查是评估甲状腺结节的首选方法。超声不仅能评估甲状腺结节的大小、数量、位置、形状、边界和包膜，还能通过结节的回声、钙化、血供及其与周围组织的关系来协助判断良恶性。结节恶性的征象主要包括结节边缘不规则、实性低回声、微钙化、血供丰富紊乱等。那么，结节有钙化或血流，就一定是甲状腺癌吗？

其实，恶性结节可以有钙化，也可以没有钙化；同样有钙化的结节既可以是良性的也可以是恶性的。研究显示，粗大钙化与恶性疾病呈弱相关，一些结节性甲状腺肿或陈旧性病变也可以出现粗大钙化。微小钙化是高度可疑恶性的超声征象，如果一个实性病灶内出现大量点状钙化，那结节为恶性的风险会显著增加。

在结节的血流信号方面，除了皱缩结节和囊性结节，含有实性成分的结节性甲状腺肿、甲状腺腺瘤和甲状腺癌都可以出现血流信号。大部分甲状腺癌为乏血供结节，血流信号相对较少，部分病灶甚至检测不到血流信号；相反，一些结节性甲状腺肿和甲状腺腺瘤可以表现为富血供结节。血供是一个结节存在和生长的基础，其血流动力学参数可以作为诊断良恶性的参考依据，但是仅靠血流的有无并不能判断一个病灶的良恶性。

Q: 甲状腺手术术后超声复查主要看什么？

部分患者因为甲状腺结节或肿大等原因做了手术，有些患者切除了甲状腺的一部分或某一侧叶，有的患者做了甲状腺的全部切除术，术后需要做定期复查，复查大都会涵盖超声检查。不同时期超声复查的关注点略有差别。

对于术后早期复查，主要关注手术区域有无血肿或积液，因为突发的大量积液或血肿可压迫气管引起呼吸困难，或压迫食管引起吞咽困难等临床表现。

术后后期复查主要关注手术区域有无异常回声结构，如出现新的结构，需要进一步分析是手术后组织修复的表现，还是残余腺体组织，抑或是恶性肿瘤的复发。部分腺体切除的患者需观察残余腺体有无新发可疑恶性的结节。对于因甲状腺癌行切除手术的患者，还要关注颈部区域特别是原肿瘤所在侧有无可疑转移的异常形态淋巴结。

术后早期可短期定期复查，对于复查情况稳定的患者，随访复查时间间隔可酌情延长，总之，要谨遵医嘱，按时定期复查以了解自身情况。

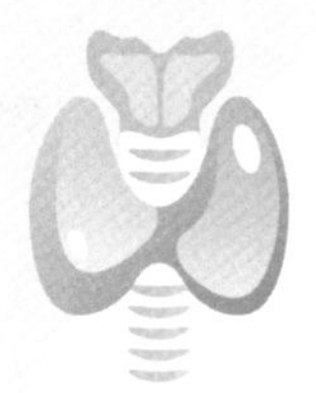

第二章

甲状腺结节

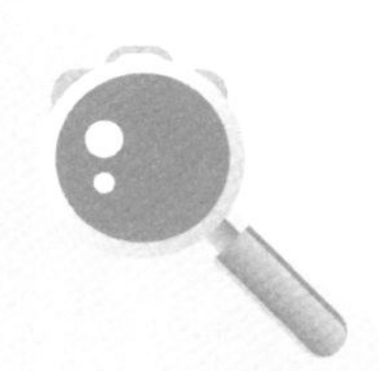

第一节 快速了解甲状腺结节

Q: 什么是甲状腺结节？

甲状腺结节是指甲状腺细胞在甲状腺内局部异常生长所引起的散在病变，可表现为一个或多个包块。如果此包块可以触摸到，但在甲状腺超声检查中未能证实为“结节”，不能诊断为甲状腺结节。体格检查未能触及甲状腺结节，但在影像学检查中，如颈部彩超、颈部CT等中偶然发现的甲状腺结节称作“甲状腺意外结节”。

甲状腺结节很常见，在碘充足地区，通过触诊获得的甲状腺结节患病率为3%～7%，女性和老年人多发，在碘缺乏地区患病率可能更高。高分辨率彩超检查获得的甲状腺结节的患病率可高达16%～68%。甲状腺结节通常无明显症状，部分患者由于甲状腺结节较大，会出现压迫甲状腺周围组织的症状，例如声音嘶哑、颈部压迫感、呼吸不畅、吞咽困难等；个别患者甲状腺结节内出血可引起甲状腺结节迅速增大并发生急性疼痛。患者常因为上述症状进行检查而发现甲状腺结节。总体来说，甲状腺结节最常因体检发现，在过去30年里，随着高分辨率超声检查的普及使用，甲状腺结节的检出率大幅上升。

大多数甲状腺结节是没有功能的，称为非毒性甲状腺结节，患者多无症状且甲状腺功能化验正常。另有小部分甲状腺结节能够分泌甲状腺激素，患者可能出现甲状腺功能亢进相关的临床症状，化验也提示血清甲状腺激素水平升高，称为毒性甲状腺结节。另外，甲状腺结节之所以受到大家的关注，不仅是其患病率较高，而且其中 5%～15% 的甲状腺结节是恶性的，也就是甲状腺癌。因而，在发现甲状腺结节后，除了明确结节是否有功能，更为重要的是评估甲状腺结节的良恶性，对后续治疗起决定作用。

Q: 甲状腺结节是不是癌?

甲状腺结节是较为常见的内分泌疾病，结节不一定都是恶性的。调查及研究显示，近半数的成年人患有甲状腺结节，而恶性结节仅占所有甲状腺结节的一小部分。甲状腺结节有很多种，其中结节性甲状腺肿最为常见。就性质而言，良性结节占大多数。如果检查出甲状腺结节，千万不要慌张，首先要到医院就诊，在医生的建议下进行彩超检查和甲状腺功能化验，初步判断甲状腺结节属于哪种类型，然后再做进一步的检查和处理，不要盲目焦虑而给生活带来困扰。

Q: 甲状腺结节会变成甲状腺癌吗?

在普通人群中，随年龄增加，甲状腺结节的发病率明显增加，50 岁以上者过半数的人超声可发现甲状腺结节，其中大部分为良性结节，只有 5%～15% 为恶性结节。除少数良性结节因体积大造成压迫症状或有出血风险等需手术治疗外，大部分良性结节无须治疗。但许多人会担心，甲状腺良性结节是一颗定时炸弹，不知什么时候会变成恶性结节，甚至想切除了之，以绝后患。

最新的研究可打消这些顾虑，我国学者在*Nature Communications*上发表了一项大型研究结果，该研究团队通过基因组学方法证实，良性甲状腺结节和甲状腺癌遗传进化的通路完全不相关，良性结节不会在半路转变为甲状腺癌。

但是，一些较小的甲状腺癌，早期缺乏特别征象，需要通过对甲状腺结节进行定期的复查，此时主要依赖有经验的超声科医生，在随访中观察甲状腺结节大小、形态、钙化、血流及与周边组织的关系。必要时进行细针穿刺病理检查及相关基因检测，明确甲状腺结节的性质。所以，如果体检或自我发现甲状腺结节，不必恐慌其癌变，只需去医院完善一系列检查明确其良性或恶性即可。一时难于判断的甲状腺结节，可以选择定期超声随访观察。

Q: 单发甲状腺结节更可能是甲状腺癌吗？

目前尚没有证据表明单发甲状腺结节更容易是甲状腺癌。如果检查发现甲状腺结节，无论是单个结节还是多发的结节，都应该到医院完善超声等相关检查，进一步明确甲状腺结节的性质，即良性甲状腺结节或甲状腺癌。

Q: 如何区分甲状腺结节的良恶性？

首先，每位甲状腺结节患者应该进行彩色超声甲状腺检查，质量合格的检查报告会对结节的大小、形态等特征进行描述。对那些超声上有肿瘤征象的结节，建议进一步行甲状腺结节细针穿刺活检，获取结节细胞学检查或基因突变检测结果，与甲状腺癌进行鉴别诊断。

其次，高度怀疑为甲状腺髓样癌时，可进行血清降钙素水平的测定，降钙素由甲状腺滤泡旁细胞（C 细胞）分泌，此类甲状腺癌化验可见血清降钙素水平升高。

Q: 甲状腺结节的分级（类）标准是什么？

甲状腺结节的声像图表现多种多样，良恶性结节之间存在着一定的交叉重叠，在诊断时截然区分比较困难。受到美国放射学会（ACR）的 BI–RADS（乳腺影像报告和数据系统）的启发，多国学者和学会尝试建立了针对甲状腺超声的影像报告和数据系统 TI–RADS，所以目前临床上甲状腺结节的超声报告中常使用 TI–RADS 分级（类）来下结论，目的是对甲状腺结节进行恶性风险分层提示，结节分级（类）越高，则恶性风险越大。

由于 TI–RADS 分类标准的版本众多，目前国内不同医院所使用的分类体系尚不统一。北京大学人民医院超声科采用的是 ACR 在 2017 年发布的 TI–RADS，图 2–1 包含了其最核心的内容。概括说来，这种分类方法是将甲状腺结节的 5 项超声特征（成分、回声、形态、边缘、强回声灶）分别进行评分，然后累加计算总分进行分类，并结合结节的最大径线给出进一步管理建议（细针穿刺活检或超声随访）。总评分 0 分、2 分、3 分、4～6 分、≥ 7 分的结节依次分为 TI–RADS 1～5 类，结节评分越高，TI–RADS 分类越高，恶性风险越大（1～5 类对应的恶性风险依次为 ≤ 2%、≤ 2%、< 5%、5%～20%、≥ 20%）。

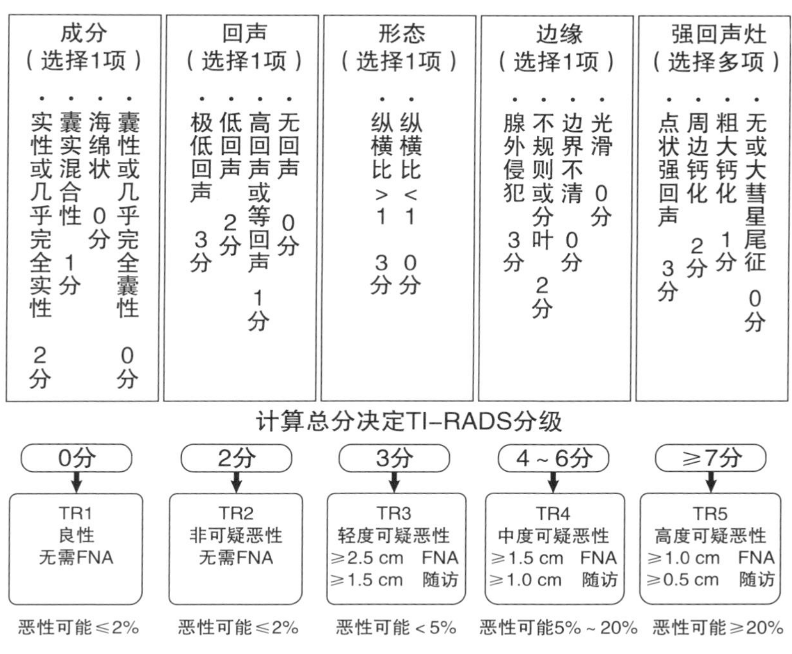

图 2-1　2017 版 ACR 甲状腺影像报告和数据系统（TI-RADS）核心内容

甲状腺结节的诊断方法

Q: 是否能够在家自检发现甲状腺结节？

正常甲状腺位于我们的颈部前下部，紧贴于气管前方，大致相当于男性喉结位置的下方，甲状腺通常比较柔软，约重 20 克，甲状腺每叶长为 4～5 cm，宽约 2.5 cm，厚约 2 cm。虽然甲状腺紧贴在我们的气管前方，但若甲状腺没有特殊病变时，我们一般看不到甲状腺的存在。

如果发生甲状腺结节，而且结节较大的话，由于甲状腺比较表浅，有些患者可以通过照镜子或触摸颈部前方自行检查发现甲状腺结节。发现结节后应尽快到医院就诊完成相关的化验检查，明确结节的功能和性质。

Q: 甲状腺结节需要做哪些化验检查？

发现甲状腺结节后首先应进行彩色超声检查，这是鉴别结节良恶性的最常用、最简便、最经济的检查手段。甲状腺超声检查不仅可以明确结节的部位、数目、大小、囊性还是实性、结节边缘清楚否、结节内有无血管斑和微钙化等，还可以间接提供甲状腺恶性肿瘤的重要依据（如低回声、血运丰富、微钙化、形态不规则、淋巴结肿大等征象）给出结节分级的判断，指导后续的检查或随访。

甲状腺功能也是每位甲状腺结节患者必须进行的检查，如果 TSH 水平减低或伴有 T_3、T_4 水平升高，患者无症状或有甲状腺毒症表现（如心悸、体重下降、多汗）等，可进一步行甲状腺核素扫描检查，完善甲状腺相关抗体的化验，鉴别是否为自主性高功能性甲状腺腺瘤。

虽然核素扫描并非评估甲状腺结节的常规检查项目，但如临床考虑为甲状腺功能性结节或异位甲状腺肿，则应优先选择甲状腺核素扫描。核素扫描一般使用 ^{99m}Tc 或 ^{131}I 作为显像剂，根据结节对放射性核素的摄取能力，分为热结节、温结节、冷结节。热结节是功能较强的结节，如自主性高功能性甲状腺腺瘤，基本可以排除恶性；温结节多为功能正常的腺瘤或结节；冷结节或多发冷结节则多为结节性甲状腺肿、炎性结节、结节内出血或囊性结节，也有部分冷结节为甲状腺癌。当然，许多甲状腺结节由于体积过小，核素扫描碍于分辨率的局限无法探测出其功能情况。

如甲状腺功能（简称甲功）正常，甲状腺超声提示结节有恶性征象，可进一步行甲状腺结节穿刺检查，通过获取细胞学检查结果与甲状腺癌进行鉴别诊断，其敏感性和特异性高达 70%～90%。穿刺检查对甲状腺癌的诊断意义与操作人员和病理科医生的经验密切相关，准确性高的细胞学穿刺检查可以减少进行不必要的甲状腺手术，避免甲状腺结节的过度治疗。

如果甲状腺结节被怀疑为甲状腺髓样癌（MTC），需要同步化验血清降钙素，降钙素由甲状腺滤泡旁细胞（C 细胞）分泌，是甲状腺髓样癌诊断与随访的敏感指标。在 MTC 术后随访过程中，也需要进行监测以评估癌细胞有无复发或转移。

另外，甲状腺球蛋白（Tg）是甲状腺滤泡上皮细胞分泌的糖蛋白，Tg 的主要临床意义是指导分化型甲状腺癌（DTC）的术后评估和监测。对已清除全部甲状腺（全切手术和 ^{131}I 清除甲状腺癌术后的残余甲状腺组织后）的 DTC 患者而言，体内应当不再有 Tg 的来源，如果在血清中仍能检测到 Tg，则提示 DTC 病灶残留或复发。

Q: 甲状腺结节患者需要化验甲状腺功能吗?

每位甲状腺结节患者都有必要进行甲状腺功能的化验。若患者血清 TSH 水平减低，患者无症状或有甲状腺毒症表现（如心悸、体重不明原因下降、多汗等），需要进一步完善甲状腺核素扫描等检查，明确患者甲状腺结节是否属于自主性高功能性甲状腺腺瘤。此为一类良性腺瘤，但因其具有自主释放甲状腺激素的功能，所以需要手术进行根治性治疗。如甲状腺功能正常，则需要定期行甲状腺超声检查，必要时行甲状腺结节穿刺检查，与甲状腺癌进行鉴别诊断。

Q: 甲状腺结节患者需要做 CT 或 MRI 检查吗?

颈部 CT 和磁共振成像（MRI）检查虽然在诊断甲状腺结节方面的普及性没有超声那么大，但也有一定意义。CT 和 MRI 对甲状腺结节的诊断与鉴别诊断主要通过结节数量、形态、边界、密度、包膜及钙化等征象。一般边界不清、形态不规则及密度不均匀者多为恶性结节，而包膜完整、边界清楚者多为良性病变。同时，这些检查还能进一步了解结节与周围结构（气管、食管、喉、颈动脉鞘等）的毗邻关系及颈部淋巴结的累及情况，为手术做好准备。但其费用比超声贵，且有一定的辐射性。

Q: 为什么要做甲状腺结节穿刺检查?

甲状腺结节人群患病率高达20%～76%，其中甲状腺癌仅占5%～15%，所以临床的工作重点是如何将甲状腺癌从高发的甲状腺结节中甄别出来。规范的超声检查和TI-RADS可以对甲状腺结节的恶性风险进行评估分级，为我们提供结节恶性可能的风险概率，但仍无法确诊。所以就需要一种安全有效的技术在超声检查的基础上进一步验证结节的良恶性，能够在术前初步判断结节的性质，从而避免盲目的手术切除，由此超声引导下细针穿刺活检（FNA）应运而生。

FNA是指使用细针穿刺抽吸目标结节，获取细胞成分，经细胞病理学诊断明确病灶性质。在超声实时引导下，穿刺者可以实现可视化操作，全程清楚地看到进针的位置和深度，精准地刺入目标结节并可避免不必要的损伤。超声引导下FNA创伤小，并且诊断效率高，是目前公认的评估甲状腺结节最准确和最具成本效益的检查，可在术前诊断甲状腺结节的性质，为下一步的治疗决策提供重要依据。

在临床实践中，甲状腺结节是否需要行FNA，在很大程度上取决于超声检查的结果（结节的恶性风险等级及最大径线等），同时还要根据患者意愿、有无禁忌证、有无高危因素、有无安全穿刺路径等综合考虑。

Q: 甲状腺结节细针穿刺检查如何进行?

简单来说，FNA 是由穿刺医生在超声实时引导下将一根细针刺入甲状腺的目标结节内，提取一群细胞出来，涂片；然后由病理医生在显微镜下观察有无肿瘤细胞，做出细胞学诊断并给出病理报告，从而明确甲状腺结节的良恶性。

进行超声引导下甲状腺结节 FNA 的流程主要包括以下几点。

（1）穿刺前评估和预约——由临床医生和超声医生共同评估，以明确患者有无适应证和禁忌证，预约具体穿刺时间。

（2）患者进行相应的术前准备——完善相关实验室检查、停用抗凝药等。

（3）穿刺前签署知情同意书——医生向患者解释穿刺步骤，充分告知风险与获益，患者签署知情同意书。

（4）实施穿刺及标本送检——穿刺当日穿刺医生审核化验结果，准备穿刺用品，穿刺前对结节再评估，确定目标结节，预设穿刺路径，实施穿刺操作，完成标本制备并及时送检。

（5）术后宣教——穿刺结束后医生向患者交代术后相关注意事项。

Q: 甲状腺结节细针穿刺检查前需要做哪些准备工作?

由于甲状腺细针穿刺是一项有创性检查，因此穿刺之前要做一些准备工作。

（1）选择穿刺的患者不能有凝血方面的疾病，如血友病、严重的血小板减低、抗凝治疗状态等，因此，患者要向医生详细提供自己此方面的病史，包括明确诊断的血液凝血方面疾病的病史、是否服用影响凝血的药物（包括西药和中成药）。

（2）穿刺前医生会开具凝血分析相关的化验，以客观地评估凝血功能。如因其他疾病需要规律服用抗凝药物，可咨询医生短暂性调整用药方案。

（3）化验检查还需了解血常规、甲状腺功能及部分感染性疾病的情况，如果存在严重的化验结果异常，将根据具体情况调整穿刺时间或更换其他检查方式。总之，一切是为了患者的安全。

（4）男性患者和部分毛发较重的女性患者需于穿刺之前自行剔除胡须及颈前区毛发。建议上衣穿着容易暴露颈部的衣物。

（5）建议适量进食常规易消化食物，不能饮酒。

Q: 甲状腺细针穿刺检查有风险吗?

虽然甲状腺细针穿刺是一种创伤性比较小的检查方式，但其仍为有创性检查，要将细针从皮肤扎入，经过皮下脂肪组织、颈部各层肌肉及结缔组织等穿刺到甲状腺结节，并在结节内部多个方向反复抽吸取材，这个过程中针尖的锋利不可避免地会对经过的组织造成一定的损伤。但是由于使用的穿刺针管径较细，因此大部分凝血正常的患者穿刺完毕后都不会发生出血或血肿。对于血流丰富的结节，或邻近血管的结节，穿刺后出血的风险会增加，不过绝大部分出血量也就几毫升，通过压迫止血方式即可止血。

甲状腺细针穿刺的操作并不会导致结节性质的改变，良性的结节并不会因为穿刺的刺激而变成恶性。

第三节 甲状腺结节的治疗

Q: 发现甲状腺结节需要紧急就医吗?

一般建议，发现甲状腺结节后应尽快就诊，以评估甲状腺结节的良恶性。甲状腺癌在过去 30 年的发病率持续快速上涨，甲状腺癌总体已经成为排名第 9 的实体肿瘤。其中，90% 的甲状腺癌是来源于甲状腺滤泡上皮细胞的甲状腺癌。甲状腺癌之所以发病率如此大幅升高，部分归因于甲状腺的影像学检查及病理检查的可及性增高，而且新诊断的甲状腺癌直径不断在变小，很多小于 1 cm 甚至 0.5 cm 就被诊断。

Q: 甲状腺结节患者如何就医?

甲状腺结节患者可以就诊内分泌科、普外科或头颈外科，大夫一般会根据您的情况，安排一系列检查，重在评估结节的良恶性，一般需要抽血化验甲状腺功能和甲状腺彩超检查。根据甲状腺功能化验结果决定是否需要进行甲状腺核素检查，根据彩超的结节分级决定是进行甲状腺细针穿刺检查，还是定期复查甲状腺彩超。

目前各大医院均设置甲状腺结节专业门诊，且大部分结节专业门诊均是多学科的联合诊治，由内分泌科、超声科、病理科、外科共同组成团队为患者服务，因而，给予患者的指导意见比较统一。

Q: 甲状腺结节吃药能够消除吗?

甲状腺结节一般不能通过吃药消除。甲状腺结节实际上是甲状腺细胞异常增生后在甲状腺组织中出现的团块。临床上诊疗的重点首先要辨明甲状腺结节是良性还是恶性。如果良性甲状腺结节较小，一般不会影响正常生活，因此暂可不予处理，只需定期做甲状腺超声检查进行随访。较大的良性结节出现局部压迫症状或影响到了患者日常的生活工作，可以采用手术及射频消融的方法切除结节或使结节变小。对恶性结节而言，目前尚无特效的药物治疗，建议行手术切除。

Q: 甲状腺结节具体应怎样治疗?

发现患有甲状腺结节以后，首先是到医院就诊完善相关的检查，以评估结节是恶性的（即甲状腺癌），还是一般普通的良性甲状腺结节。如为恶性甲状腺结节，目前首选仍然是手术治疗，早期发现的无远处转移的甲状腺癌，绝大多数都能经手术治愈；少数有淋巴结转移或远处器官转移的患者，需要在术后接受放射性碘治疗或其他形式的放化疗。良性结节可以考虑消融治疗，或者定期做超声检查来观察，如结节增大明显，周围器官产生压迫症状，也可考虑行手术治疗。

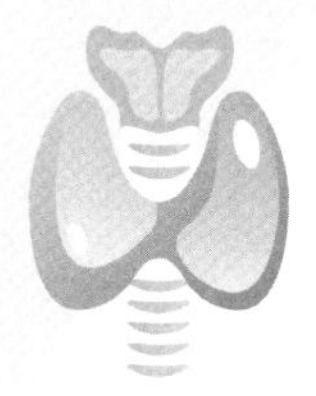

第三章

甲状腺癌

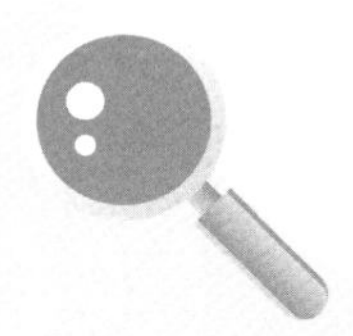

快速了解甲状腺癌

Q: 什么是甲状腺癌?

甲状腺癌是内分泌系统中最常见的恶性肿瘤。借助从甲状腺结节穿刺获取的甲状腺细胞或经手术切除的甲状腺组织，病理科医生根据细胞及组织病理学特征，给甲状腺癌进行分型和命名。目前，临床上将甲状腺癌分为三大类。

（1）起源于甲状腺滤泡上皮细胞的恶性肿瘤为乳头状肿瘤，多为分化良好的分化型甲状腺癌（DTC），恶性程度相对较低，其中以甲状腺乳头状癌（PTC）或甲状腺滤泡状癌（FTC）较为常见，占全部甲状腺癌的90%以上，常可通过手术治疗获得根治，早期发现患者的预后良好，但是，早期发现的比例很低。

（2）同样发源于甲状腺滤泡上皮细胞的恶性肿瘤甲状腺未分化癌（ATC），恶性程度较高，对甲状腺组织及身体其他组织器官的侵袭性强，治疗效果差，预后不良。

（3）起源于甲状腺滤泡旁细胞（C细胞）的肿瘤，又称为甲状腺髓样癌，恶性程度也较高。

甲状腺癌与其他实体性癌症一样，肿瘤的快速生长可以对局部产生压迫症状，还可能通过淋巴或血液循环进行转移。在行颈部检查时需注意有无被侵袭的淋巴结，另外还应定期行肺部、颅脑及骨骼等检查，以及早发现远处器官及组织中的转移灶。因而，与其他肿瘤一样，对甲状腺癌也应实行早发现、早治疗的防治策略。

Q: 患甲状腺癌的人多吗？

近年来，甲状腺癌的发病率在我国呈现几何式的增加，已经成为发病率增长最快的恶性肿瘤之一，也是头颈部最为常见的恶性肿瘤。在各个国家及地区的癌症排名上看，甲状腺癌的位次近年来均呈现不断上升的态势，尤其在女性人群中，甲状腺癌的发病率增长更是位列第一。2019 年的预测显示，甲状腺乳头状癌是美国女性第三大最常见的癌症。近年，我国肿瘤登记中心的数据显示，城市地区女性甲状腺癌发病率位居女性所有恶性肿瘤的第四，我国甲状腺癌预测将以每年 20% 的速度持续增长。

甲状腺癌的发病率之所以大幅升高，可解释的原因主要有：民众对甲状腺健康的意识提高，健康体检的实施率增高；甲状腺影像学诊断技术不断提升，甲状腺结节细针穿刺等检查更加普及。临床观察显示，甲状腺癌总体发病率的变化几乎都可归因于甲状腺乳头状癌发病率的增加。而且，新诊断的甲状腺癌的平均直径不断变小，很多小于 1 cm 甚至 0.5 cm 就被诊断了。

来自美国 2000—2018 年甲状腺癌的研究提示，总体甲状腺癌的年发病率为每 10 万人 11.95 例。过去认为这主要是惰性甲状腺微小癌的过度诊断所致，但该研究提示甲状腺癌的发病率确实是增加的，因为晚期肿瘤的发病率和疾病导致的死亡率都在上升。因此，学术界对甲状腺癌是否存在过度诊断和治疗尚存在争议。

Q: 什么是甲状腺微小癌?

世界卫生组织（WHO）定义，甲状腺微小癌是指肿瘤最大径≤1 cm的肿瘤。其中甲状腺微小乳头状癌（PTMC）是最常见的甲状腺癌病理类型，首选的治疗方式一般为甲状腺腺叶切除。长期随访显示，此类癌症的死亡率小于1%，局部复发率为2%～4%，远处转移发生率为1%～2%。良好的预后可能与一些微小癌本身呈现惰性有关。

曾有一项来自日本的研究，对一组诊断为甲状腺微小癌的患者进行了密切随访。这些患者预先经筛查排除了淋巴结转移，没有声带麻痹，肿瘤不靠近气管和食管，细针穿刺细胞学检查除外了甲状腺癌的高风险亚型。此组甲状腺微小乳头状癌并没有采取手术治疗，在长达10年的观察中，多数患者的肿瘤大小保持稳定，总体约有3.5%的患者发生疾病的临床进展，其中40岁以下年轻患者占8.9%，60岁以上患者占1.6%。

尽管有类似证据表明，与诊断后尽快行手术治疗相比，对甲状腺微小癌进行密切观察是安全有效的，但尚无可靠的临床特征能够将出现临床进展的小部分患者从大量无进展的惰性甲状腺微小乳头状癌患者中识别出来。

Q: 甲状腺癌有哪些类型?

2022年WHO将甲状腺结节进行了新的分类，其分类比较精细和全面，方便专业人士的学习并有助于治疗的选择。其中有关于甲状腺癌的组织学分类如下。

（1）低风险滤泡细胞源性肿瘤：包括具有乳头状核特征的非

侵袭性滤泡型甲状腺肿瘤（NIFTP）、恶性潜能不确定的甲状腺肿瘤和甲状腺玻璃样变性小梁状肿瘤。

（2）滤泡性恶性肿瘤：①滤泡性甲状腺癌；②浸润型性囊状滤泡变异型乳头状癌；③甲状腺乳头状癌；④甲状腺嗜酸性细胞癌；⑤滤泡细胞源性恶性肿瘤：高等级分化型甲状腺癌、低分化甲状腺癌；⑥未分化的滤泡细胞源性甲状腺癌。

（3）源于甲状腺 C 细胞：甲状腺髓样癌。

（4）髓样 – 滤泡细胞源性混合性肿瘤。

（5）唾液腺型甲状腺癌：甲状腺黏液表皮样癌和唾液腺型分泌癌。

（6）组织发生不确定的甲状腺肿瘤、甲状腺内胸腺肿瘤、胚胎性甲状腺癌等。

Q: 哪种甲状腺癌的恶性程度比较高?

在所有类型的甲状腺癌中，未分化甲状腺癌占比小于 6%，但发展比较迅速，呈高度恶性，是预后最差的类型。

该类型甲状腺癌具有较强的侵袭性，能在体内快速地生长并向远处转移，中位生存时间为确诊后 2～12 个月，仅有 5% 的患者存活超过 5 年。

此类型甲状腺癌难以通过血液检测进行诊断，常规甲状腺功能的化验结果一般是正常的。增长相对迅速的颈部肿物是本病最常见的临床表现，大部分未分化甲状腺癌发现时体积比较大。因肿物生长的速度和位置不同，可引起多种临床综合征，比如，压迫气管引起呼吸困难，压迫食管引起吞咽困难，侵犯至胸腔内压迫血管、心脏引起相应临床表现。

大部分未分化甲状腺癌在确诊时已发生了远处转移和播散，比如，肺、肝脏和骨骼转移。影像学检查有助于医生了解肿瘤播散的速度，通过超声、磁共振成像、CT、PET、骨扫描等检查手段可了解评估患者的病情进展。

Q: 哪种甲状腺癌的恶性程度低?

甲状腺癌最常见的是分化型的甲状腺乳头状癌和甲状腺滤泡状腺癌，预后相对较好。其中，甲状腺乳头状癌占甲状腺恶性肿瘤的 90% 以上，该类型分化程度比较好，恶性程度比较低，即便出现淋巴结的转移，及时进行治疗，预后一般也是比较好的。

事实上，尽管大部分甲状腺乳头状癌患者确实预后良好，但需要指出的是，该型肿瘤仍有多灶性倾向，少数甲状腺乳头状癌仍有发展为侵袭性癌的潜在可能，也有可能播散进入淋巴结，浸透甲状腺壁甚至侵入血管，扩散至其他器官，如肺、脑或骨骼。

不过，浸润或转移的甲状腺乳头状癌仍具有一定的 TSH 反馈作用和摄碘能力，这样的转移癌病灶可以采用放射性碘治疗等方案使得肿瘤得以控制。

极个别病例，可发展为失分化甲状腺癌，其临床结局与侵袭力强的甲状腺癌类似。

Q: 甲状腺癌容易扩散吗?

虽然大部分甲状腺癌的预后良好，但甲状腺癌仍是具备转移扩散潜质的。甲状腺癌转移扩散的特点与其病理类型相关。

起源于甲状腺滤泡上皮细胞的分化型乳头状癌相对不易扩散，早期发现并治疗是可以治愈的，且此型肿瘤占甲状腺癌的绝大部分。

甲状腺癌中未分化癌占比小于 6%，但发展比较迅速，呈高度恶性，该类型甲状腺癌具有较强侵袭性，能在体内快速地生长并向远处转移，大部分未分化甲状腺癌在确诊时已经出现了远处转移和播散，如肺、肝脏和骨骼转移。

甲状腺髓样癌占总体甲状腺癌的 5%～10%，起源于甲状腺滤泡旁细胞，预后介于分化型甲状腺癌和未分化甲状腺癌之间，可能散在发生，也可呈家族聚集倾向。甲状腺髓样癌可以早期转移至颈部和纵隔淋巴结，还可以通过血液转移至远处组织。

甲状腺癌主要病理类型包括分化型癌（乳头状癌、滤泡状癌）、髓样癌与未分化癌等，其中 90% 为分化型的甲状腺癌。根据目前的临床治疗及统计数据，分化型甲状腺癌及时行甲状腺癌手术并联合术后放疗或化疗等手段，绝大部分患者可以达到治愈，长期存活率达 90% 或者更高。占比极少的未分化甲状腺癌早期就容易出现血液或远处转移，预后较差，中位生存时间较短，仅有 5% 的患者存活超过 5 年。

Q: 甲状腺癌长期生存率有多高?

甲状腺癌长期生存率有多高主要取决于甲状腺癌的病理类型及肿瘤的分期。

目前的临床资料及统计数据表明，甲状腺癌尤其是分化型甲状腺癌，预后良好，病死率低，有较长的生存期。约 90% 的甲状腺癌属于分化型的甲状腺乳头状癌和甲状腺滤泡状癌，如果肿瘤局限于甲状腺内、肿瘤直径小于 1 cm 或存在微转移，都有较好的预后。如果出现远处转移或呈现高侵袭，则预后差。

甲状腺乳头状癌患者的总体生存率较好，但肿瘤病死率在特定的亚类型之间有较大差别，其中高细胞型、鞋钉型、柱状细胞型和实性型为侵袭性亚型。

甲状腺滤泡状癌通常有微滤泡结构，由于滤泡细胞浸润至包膜或血管而诊断为癌，浸润至血管者预后比浸润包膜者更差，预后不佳与诊断时患者年龄大、肿瘤分期高和体积大密切相关。

占比极少的未分化癌，早期就容易出现血液或远处转移，预后较差，中位生存时间为 2～12 个月，仅有 5% 的患者存活超过 5 年。

Q: 得了甲状腺癌会影响寿命吗?

甲状腺癌是一种恶性肿瘤，甲状腺癌的预后主要与病理类型有密切的联系。总体来说，甲状腺癌主要病理类型包括分化型癌（包括乳头状癌、滤泡状癌）、髓样癌与未分化癌等。一般来说，分化型甲状腺癌，恶性程度较低，有的微小癌患者可以采用密切监测的方式且不需手术干预，即医生所谓的“懒癌”；有的患者即使已经发生颈部淋巴结转移，但经过早期行手术根治性切除病灶并辅以 ^{131}I 清扫治疗，5～10 年的存活率可达 90% 以上。分化型甲状腺癌经合理治疗后，可以说基本上不会影响寿命。

但是对于未分化甲状腺癌，其病情发展迅速、恶性程度高，预后很差，患者可平均存活 3～6 个月，此型甲状腺癌严重影响寿命。

髓样癌对寿命的影响介于两者之间。

Q: 甲状腺癌的病因是什么?

大部分情况下，甲状腺癌的病因并不清楚。辐射是目前为止已经得到科学证明的甲状腺致癌因素。具有放射性的碘可以被聚集到甲状腺，成为甲状腺的致癌物。

需要强调的是，用于诊断或治疗所使用的放射性碘并不属于这样的状况，具有致癌效应的是指意外接触到的大量放射性碘。

大量数据表明，辐射和甲状腺癌相关，尤其当这种辐射发生在 10 岁以前时，甲状腺癌的风险尤其增高，可能由于儿童甲状腺细胞尚处于生长发育的活跃期，更容易受到辐射影响而发生破坏或变异。

最早提出辐射与甲状腺癌有关是在 20 世纪初，当时学者们发现，在对大部分甲状腺癌患者的病史进行询问时，均提及童年时期曾因一些良性的疾病接受过放射性治疗。在 20 世纪 20 年代，为了治疗儿童痤疮、扁桃体肿大、胸腺肥大及皮肤真菌感染症，限于当时对疾病的认知和治疗手段，应用了包括 X 线和更强力的 γ 射线，造成了大量儿童的辐射治疗暴露，经过 25～30 年后，这些人群的甲状腺癌发病率明显升高。至 20 世纪 60 年代，禁止以为上述疾病对儿童进行放射治疗。

第二次世界大战，原子弹被首次使用在了日本广岛和长崎。此后，在原子弹爆炸中幸存者的研究显示，核爆炸时年龄在 10 岁以下的儿童，40 年后甲状腺癌的发生率明显高于其他人群；而在核爆炸时已经成年的人群中，甲状腺癌的发病率没有发生明显变化。

另一个典型事件是发生在 1986 年的切尔诺贝利核电站事故，

切尔诺事件发生后针对甲状腺癌的研究显示，甲状腺癌多发生于4岁以下幼儿，5～19岁孩子的甲状腺癌发病率与其他核事件类似，此事件引发的大部分甲状腺癌均为甲状腺乳头状癌。

距离我们最近的核泄漏事故发生在2011年的日本大地震，海啸冲破福岛第一核电厂的防御措施，放射性气体向大气环境和相关海域释入，此次核事故后的测量数据表明，其与1986年切尔诺贝利核电站事故同等级。2013年WHO发表报告称，居住在福岛某些地区的女婴患甲状腺癌及乳腺癌的相对风险增加6%～7%。因此，儿童期暴露于核辐射或因某些疾病接受颈部放射治疗是甲状腺癌发生的重要原因。

Q: 甲状腺癌有哪些风险因素?

电离辐射是文献中提到最多的甲状腺癌风险因素。

一项发表于1995年的汇总分析包含了5项队列研究和2项病例对照研究，样本量达120 000例，分析结果认为，童年期接触电离辐射的患病风险明显升高。

最近*Lancet*杂志上发表的一项流行病学调查显示，肥胖与10种常见癌症的发病风险增加有关，其中甲状腺癌的风险约增加9%。这是同类研究中规模最大的一项，共纳入了超过500万英国成年人的数据。

一些文献中还提到了其他的影响因素，比如吸烟、饮酒、生活习惯、病毒、其他恶性肿瘤病史、肢端肥大症、职业因素、炎症、化学致癌物等。但此类患癌的相关研究，还缺乏高级别证据，暂难以评估其可靠性。

Q: 桥本甲状腺炎患者容易得甲状腺癌吗？

桥本甲状腺炎是一类常见的甲状腺自身免疫性疾病，是原发性甲状腺功能减退症最主要的原因。女性发病率是男性的 3～5 倍，具有一定的家族聚集倾向。

目前尚无桥本甲状腺炎直接导致或与患甲状腺癌相关的直接证据。桥本甲状腺炎因常表现为甲状腺肿大且其质地较硬，需要与甲状腺癌进行鉴别。患桥本甲状腺炎的患者，甲状腺癌的发生率虽无明显增加，但可合并甲状腺乳头状癌、甲状腺滤泡状癌、甲状腺间变癌及非霍奇金淋巴瘤；合并甲状腺髓样癌者少见。有研究提示，这可能是由于桥本甲状腺炎与肿瘤的发生均与免疫缺陷有关。

桥本甲状腺炎患者在以下情况要提高警惕：①甲状腺肿大明显增快或甲状腺激素治疗后甲状腺不缩小甚至增大；②局部淋巴结肿大或有压迫症状；③声音嘶哑；④甲状腺疼痛较明显而且持续存在，经治疗无效；⑤甲状腺内有单个结节，质硬，扫描可见冷结节。

Q: 甲减患者容易得甲状腺癌吗？

甲减和甲状腺癌是两种不同的病症，甲减不会发展为甲状腺癌，因此甲减患者不需要太过担心。

甲减患者在确诊之后，需要遵医嘱接受甲状腺激素替代治疗，尽量恢复并维持甲状腺功能的正常运行，不会对患者的正常寿命造成影响。在甲减治疗期间，患者需要定期去医院进行甲状腺功能的化验，判断疾病的恢复情况，为医生制订和调整治疗方案提供可靠的依据。定期进行甲状腺彩超检查，若发现甲状腺结节也不必恐慌，按医生的指导，进行相关检查评估甲状腺结节的性质。

而甲状腺癌患者需要尽快进行手术治疗，药物无法起到预期的治疗效果。患者还需要用积极的态度面对疾病，不要有太大的心理压力。

有一种情况是，甲状腺癌的患者需要做手术切除肿瘤和大部分甲状腺组织，因而手术后患者通常会出现甲减，需要常规予以甲状腺激素替代治疗，并且通过足够剂量的甲状腺激素使患者的促甲状腺激素水平处于比较低的水平，称为甲状腺激素的抑制治疗。研究证实这样的抑制治疗对减少患者甲状腺癌术后复发有益处。

Q: 甲状腺癌是否能够预防?

预防癌症，包括甲状腺癌，其有效的途径是养成良好的生活习惯，这对大多数肿瘤的预防可能都是有效的，具体建议如下。

（1）用良好的心态应对压力，劳逸结合，不要过度疲劳。

（2）适当体育锻炼，增强体质，生活要规律，不熬夜，维持身体的免疫平衡状态。

（3）提倡戒烟限酒，饮食节制，避免过度肥胖。

另外要强调的一点是，尽量避免儿童期头颈部的放射线照射，对预防甲状腺癌具有针对性。

Q: 甲状腺癌会遗传吗?

甲状腺癌并不是一种遗传性疾病，即使父母得了甲状腺癌，也不会直接遗传给子女。

只是在甲状腺癌的发病因素当中，可能存在着一定的遗传因素影响。在有甲状腺癌家族史的人群中，患甲状腺癌的概率高于普通人群。这可能是因为存在着某些基因或者染色体异常，导致甲状腺癌的发病率有所增加。

一般认为，甲状腺癌的发生是多种因素共同作用的结果，除了遗传因素之外，环境因素如电离辐射、放射线和环境污染，长期高强度的社会及心理负担，都会促进甲状腺癌的发生和发展。

目前，明确具有遗传性的主要是甲状腺髓样癌，髓样癌中有20% 左右可能存在遗传变异性。目前研究显示，髓样癌中 *RET* 基因突变的遗传性较高，需要重视对这些疾病的筛查。因为髓样癌本身是一种恶性程度比较高的肿瘤，具有高复发性和高侵袭性，所以如果诊断家族性甲状腺髓样癌，建议对家庭成员进行进一步筛查。

分化型甲状腺癌一般没有明显的家族遗传倾向，但如果直系亲属中有 3 个或以上人患此类疾病，需要进一步做遗传学筛查。

另外，如果存在多发性内分泌腺瘤病、家族性多发性息肉病、某些甲状腺癌综合征（如多发性错构瘤综合征、卡尼综合征、沃纳综合征和加德纳综合征等）的既往史或家族史的患者应该定期体检，有助于早期发现甲状腺疾病，早期治疗。

第二节 甲状腺癌的诊断方法

Q: 甲状腺癌患者有什么表现?

甲状腺癌是所有实体肿瘤里面，发病率增长最快的一种恶性肿瘤。很多甲状腺癌患者在临床上没有特殊的表现，通过体检方式才得以发现。但随着肿瘤的增大，可能会出现以下几种特殊表现。

（1）如果甲状腺癌肿压迫或侵犯两侧的喉返神经，可能会导致声音嘶哑。

（2）肿瘤体积较大的时候，在体表颈前部位可摸到肿块，肿块质地绝大多数相对比较硬。部分患者可能会引起颈部周围的淋巴结肿大，临床可以摸到颈部淋巴结肿大。

（3）如果肿瘤侵犯了周围的组织结构，比如侵犯气管之后，患者可能会出现呼吸困难。如果肿瘤侵犯了食管，可能会出现吞咽障碍，比如吞咽时有梗阻感、异物感或者吞咽不畅等表现。恶性程度比较高的未分化甲状腺癌，可能会出现上述临床表现，其他类型尤其是分化型甲状腺癌，此类表现相对较少。

（4）甲状腺髓样癌的肿瘤细胞分泌降钙素和5–羟色胺等活性物质，可引起腹泻、心悸、面色潮红等症状。

Q: 甲状腺癌与甲状腺瘤有什么区别?

甲状腺癌和甲状腺瘤的主要区别在于甲状腺癌是恶性肿瘤，甲状腺瘤是良性的。

甲状腺瘤多为单结节，边界清晰，表面光滑，生长缓慢，突然增大常为囊内出血，无颈部淋巴结转移和远处转移。如果通过常规的甲状腺超声检查不能对结节的性质进行初步判断，可以进一步行甲状腺结节穿刺活检或细胞学检查，经验丰富的病理科医生可帮助患者在手术之前初步识别结节是良性还是恶性。要分辨出来一个甲状腺肿物是良性还是恶性，最终需要依靠手术后的病理结果，看肿瘤细胞的异型程度、增生情况、是否侵犯周围组织等。所以建议每位发现甲状腺肿物的患者，要到正规医院就诊，根据具体情况采取相应的检查和治疗。

甲状腺癌一般需要手术治疗，而甲状腺瘤仅需要动态观察其病情变换，如果生长明显压迫周围组织，产生临床症状，也可以考虑手术治疗。

Q: 如何区分甲状腺癌复发的危险程度?

分化型甲状腺癌手术后是否容易复发，可通过术中病理特征（如病灶残留、肿瘤大小与数目、病理亚型、包膜血管侵犯、淋巴结转移与外侵、术后刺激性 Tg 水平、分子病理特征等因素）将患者复发风险分为低危、中危、高危三层。对于高危组强烈建议术后行辅助治疗；中危组可行辅助治疗；低危组一般不用行清甲治疗，但须行内分泌治疗。

（1）低危组：符合以下全部条件者。无区域淋巴结或远处转移；大体肿瘤无残留；肿瘤无外侵；非恶性程度高的组织学亚型；首次术后全身核素扫描未见甲状腺床外的摄碘灶；无血管侵犯；淋巴结无转移或少于 5 个微小淋巴结转移。

（2）中危组：存在下述任何一个条件者。甲状腺周围组织的微小侵犯；术后首次核素显像有颈部病灶摄碘；恶性程度高的亚型（高细胞、柱状细胞、弥漫硬化等）；伴有血管侵犯，局部淋巴结转移或 5 个以上淋巴结转移，转移灶直径小于 3 cm；多灶性甲状腺微小乳头状癌。

（3）高危组：存在下述任何一个条件者。明显侵犯甲状腺周围软组织；肿瘤有残留；发生远处转移；术后血清 Tg 提示远处转移；局部淋巴结转移，转移灶直径≥ 3 cm；滤泡性甲状腺癌广泛侵犯血管、浸润血管。

Q: 如何早期发现甲状腺癌？

甲状腺癌早期缺乏特有的临床表现，往往没有什么症状，所以很难发现。目前，多数患者是在体检行甲状腺超声检查时发现甲状腺内有甲状腺癌可疑征象的结节，通过后续的检查明确诊断。所以，定期进行甲状腺体检，有助于早期发现甲状腺癌。

另外，如果患者自行看见或触摸到颈部有肿块；或者感到颈部有异物压迫感、紧缩感，不明原因憋气、呼吸困难、声音嘶哑和吞咽障碍等，需及时到医院就诊进行相应检查明确诊断。

Q: 为什么要做甲状腺超声检查？

甲状腺超声检查是发现和诊断甲状腺疾病的常用检查手段。

要鉴别甲状腺结节的良恶性，最常用的简便、有效又经济的检查手段自然是颈部超声检查。通过颈部超声检查，可以描述甲状腺结节的部位、形态、数目、大小、回声、结节边缘清楚否、结节内有无血管斑和微钙化等特征，间接地为鉴别甲状腺结节的良恶性提供依据。如果一个甲状腺结节具备低回声、血运丰富、微钙化、形态不规则等不良征象，则高度怀疑这可能是一个恶性的甲状腺结节。

Q: 甲状腺癌常见的基因突变有哪些?

癌基因检测是指导目前肿瘤精准诊治的重要手段。针对某种类型的癌症做基因检测，可以发现某些致癌基因或基因突变，不仅有助于确定诊断，对于一些无法手术治疗的患者，还可以帮助寻找相应的靶向药物。

首先，*BRAFV600E* 突变是最常见的甲状腺癌变基因，见于 45%～60% 的甲状腺癌患者。

其次，是 *RAS* 基因。

然后，是 *TERT* 启动子突变。

此外，在 15% 的肿瘤样本中发现涉及 *RET*、*NTRK1*、*NTRK2*、*NTRK3*、*ALK* 和 *BRAF* 的基因融合。

在滤泡状甲状腺癌患者中，*RAS* 突变较为常见（25%），其次是 *EIF1AX* 和 *PTEN* 突变；还发现了涉及 *Pax 8-PPARG*、*ALK*、*NTRK1*、*NTRK2*、*NTRK3* 或 *RET* 的基因融合。

在低分化甲状腺癌中，突变密度较高，常见的点突变发生在 *BRAF* 和 *RAS*，突变也见于 *EIF1AX*、*PIK3CA*、*PTEN*、*TP53* 和

TERT 启动子等。

Q: 甲状腺癌能抽血化验出来吗?

常见的甲状腺癌通过抽血化验一般无法检测出来，尤其分化型甲状腺癌，缺乏特异性肿瘤标志物。

但有一些化验，如甲状腺功能，是必要的。其在术前术后均需要进行化验，尤其术后评估甲状腺激素替代治疗是否足够，是需要定期监测甲状腺功能的。

另外，甲状腺球蛋白（Tg）在甲状腺癌全切术后的监测中，对于判断肿瘤的复发有着非常重要的参考作用。如果血清 Tg＞10 μg/L，应注意是否有甲状腺癌的复发。

一些特殊的甲状腺癌，比如甲状腺髓样癌，可以通过化验降钙素及癌胚抗原得到提示，若发现这两项指标明显升高，需要考虑此病的可能性。尤其是有甲状腺髓样癌家族史的患者，当血液中降钙素水平明显升高时，有助于甲状腺髓样癌的诊断。

甲状腺癌手术治疗

Q: 甲状腺癌有哪些治疗方法？

目前甲状腺癌首选手术治疗，外科治疗和放射性碘治疗均无效者可考虑药物作为辅助治疗手段。

分化型甲状腺癌存在血管内皮生长因子及其受体的高表达，部分患者存在 *BRAFV600E* 突变、*RET* 重排、*RAS* 点突变等基因改变。作用于这些靶点的多激酶抑制剂可延长中位无进展生存期，并使部分患者的肿瘤缩小。对于进展较迅速，有症状的晚期放射性碘难治性分化型甲状腺癌患者，可考虑使用多激酶抑制剂，如索拉非尼。目前，索拉非尼在我国获批的适应证是局部复发或转移的进展性的放射性碘难治性分化型甲状腺癌。

对于进展较迅速、无法手术的晚期甲状腺髓样癌，国内已批准使用的靶向治疗药物为安罗替尼。

对于分化型甲状腺癌和甲状腺髓样癌，传统的化疗疗效差，靶向治疗可能有一定的疗效。

针对未分化甲状腺癌，主要的内科治疗方式是化疗，并可考虑在放疗基础上加用化疗，可选择的药物包括紫杉类、蒽环类和铂类，尝试用于改善患者生存率。

中医治疗可以作为甲状腺癌的辅助治疗，某些中药有软坚散结、活血化瘀、疏肝解郁、理气化痰、消瘤的作用，对于改善患者症状有着积极的作用。

Q: 甲状腺癌一定要手术治疗吗?

甲状腺癌主要包括分化型癌（乳头状癌、滤泡状癌）、髓样癌、未分化癌等，属于实体性恶性肿瘤，一般需要行手术治疗。

对于分化型甲状腺癌，一般首选进行手术治疗，预后很好。另外，一部分体积小的分化型甲状腺癌属于“惰性的甲状腺癌”，生长速度缓慢，可以动态观察其病情。日本学者曾对一组甲状腺微小癌进行了长达 10 年的密切监测，多数患者肿瘤大小稳定，有疾病临床进展的患者比例低于 10%，这提示，与立即手术相比，密切观察是安全有效的。因此，对一些微小的、非高风险亚型的、位置相对安全的分化型甲状腺癌，可密切观察，在随访期间根据肿瘤生长的速度及周围淋巴结变化，必要时再考虑手术治疗，并不影响患者的预后。当然，这种不进行手术治疗仅密切观察的方式，目前还存在一些争议。

对于未分化癌，首选治疗仍然是手术完全切除甲状腺。但此癌变进展速度较快，如果肿瘤播散到腺体周围组织，应尽早切除癌细胞到达的部位，若无法手术切除干净，一般会在 3 个月内再次生长并向周围组织侵犯。所以，未分化癌即使手术治疗但效果不佳，未来靶向药物的研发可能为这些患者带来曙光。

Q: 甲状腺微小癌患者应该怎么治?

如果怀疑是甲状腺癌或确诊甲状腺癌，绝大多数患者需要做手术。有争议的是关于甲状腺微小癌的手术与否。由于超声检查水平提高，体检普及，发现了很多甲状腺微小癌，这种患者到底是否需要行手术，在国际和国内均有一定争议。

在日本，主张＜1 cm的分化型甲状腺微小癌随访观察，尤其当瘤体不靠近重要组织器官且没有淋巴结转移的情况下。

在中国，近年的数据资料显示，即使是甲状腺微小癌，癌细胞向外侵犯（包括淋巴结转移和远处转移）的比例高于其他族群或人种，因此，对于甲状腺微小癌是随访观察还是手术治疗需要综合考虑。目前，我国甲状腺癌患者的治疗更多主张以手术治疗为主。对于直径在0.5 cm以下的甲状腺癌患者，一方面要参考甲状腺结节相关指南及共识的处理建议；另一方面也要考虑到本人的治疗意愿，共同讨论制订符合患者的处理方案。

Q: 手术治疗能够根治甲状腺癌吗?

甲状腺癌行手术治疗是否能根治，主要取决于甲状腺癌的病理类型、肿瘤分期及治疗的效果。分化型甲状腺癌治愈率非常高，此类型约占所有甲状腺癌的90%，其本身恶性程度低，发生转移较晚。根据目前的临床治疗及统计数据，此型甲状腺癌经过早期发现和及时的手术切除，术后5年生存率甚至长期存活率可达90%以上，肿瘤相关的死亡风险低于2%，可以说基本能实现临床治愈。部分已发生甲状腺癌转移的患者，若及时行甲状腺癌根治切除手术并联合术后的放射性碘治疗，存活率也非常高，或者能实现长期带瘤生存。

但是，发生比例极低的未分化甲状腺癌，早期就容易出现周围组织侵犯或远处转移，预后比较差，中位生存时间为确诊后2～12个月，仅有5%的患者存活超过5年。

甲状腺髓样癌患者的生存率介于两者之间。

Q: 甲状腺癌手术的切除范围是全切还是半切?

确定甲状腺癌手术的切除范围是非常专业的问题，外科医生常需要综合考虑多种因素来做出手术方式的选择，比如肿瘤大小；有无侵犯周围组织；有无淋巴结转移和远处转移；病变单灶或多灶；童年期有无放射线接触史；有无甲状腺癌或甲状腺癌综合征家族史；性别；年龄；细胞亚型；有无基础疾病及其他危险因素。医生要预先做好肿瘤分期及死亡/复发风险评估，与患者讨论各种术式的利弊，结合患者的意愿，细化外科处理原则，实现肿瘤治疗的个体化和精准化。

一般来说，分化型甲状腺癌的治疗以外科手术治疗为主，辅以术后内分泌治疗、放射性核素治疗，某些情况下需辅以放射治疗或靶向治疗。

甲状腺髓样癌以外科治疗为主，通常选择全切，某些情况下需辅以放射治疗、靶向治疗。

未分化甲状腺癌的治疗，少数患者仍有手术机会，部分患者行放疗、化疗可能有一定效果，但总体来说预后差、生存时间短。

Q: 甲状腺癌手术一定要清扫淋巴结吗?

颈部淋巴结转移是分化型甲状腺癌患者（尤其是≥ 45 岁者）复发率增高和生存率降低的危险因素。20%～90% 分化型甲状腺癌患者在确诊时即存在颈部淋巴结转移，多发生于颈部中央区（Ⅵ区）。在《甲状腺癌诊疗指南（2022 版）》关于淋巴结的处理原则中，以下几种情况的处理建议如下。

颈部中央区淋巴结转移（cN1a）应清扫患侧中央区淋巴结，如果为一侧病变，中央区清扫范围建议包括患侧气管食管沟及气管前，喉前区也是中央区清扫的一部分，但喉前淋巴结转移的病例不多见，可个体化处理。

临床无淋巴结转移（cN0）的患者，如有高危因素（如多灶癌、家族史、幼年电离辐射接触史等），可考虑行中央区清扫。对于 cN0 的低危患者（不伴有高危因素）可个体化处理。中央区清扫需要注意保护喉返神经，同时尽可能保护甲状旁腺及其血供，如无法原位保留甲状旁腺，则应行甲状旁腺自体移植。

关于侧颈部淋巴结（Ⅰ～Ⅴ区）的处理，分化型甲状腺癌侧颈部淋巴结转移较多见于患侧Ⅲ区、Ⅳ区，Ⅱ区、Ⅴ区、Ⅰ区较少见。侧颈部淋巴结清扫建议行治疗性清扫，即术前评估或术中冰冻证实为颈部非中央区淋巴结转移（N1b）时行侧颈部淋巴结清扫；建议侧颈部淋巴结清扫的范围包括Ⅱ区、Ⅲ区、Ⅳ区、ⅤB 区，最小范围是ⅡA 区、Ⅲ区、Ⅳ区，Ⅰ区不需要常规清扫。

咽旁淋巴结、上纵隔淋巴结等特殊部位淋巴结在影像学考虑有转移时建议同期手术切除。

Q: 甲状腺癌消融术是什么?

目前常用的甲状腺癌消融术是甲状腺肿瘤微波消融治疗和射频消融治疗，二者都是微创肿瘤原位治疗技术，是借助于CT、超声这些影像技术定位及引导，将消融针准确穿刺到肿瘤内，通过肿瘤的局部加热，使病灶组织产生高温，温度可以达到80～150 ℃，这种高温可以最终使肿瘤形成局部的凝固性坏死，达到原位灭活肿瘤的目的。

热消融技术在良性甲状腺结节中的疗效肯定，在创伤、甲状腺功能的损伤及住院时间方面较传统手术有优势，其安全性也可以接受。但需要注意的是，这项治疗依然存在着可能造成喉返神经损伤、甲状腺结节破裂、出血、皮肤灼伤等并发症的风险；对于其操作流程中的关键部分，如术前穿刺病理、术中B超及术后随访，都需要有合格的团队来协作实施。另外，无论在国外还是国内的甲状腺肿瘤相关指南中，此项技术都尚未被作为治疗甲状腺癌的首选。

Q: 甲状腺癌的微创治疗是什么?

甲状腺癌的微创治疗指所有减少外科创伤的治疗方法，若肿瘤体积较大或远处转移较重，仍应坚持无瘤的原则，不可盲目采用微创疗法，也不建议行射频消融术。

目前，对于比较小的肿瘤或甲状腺微小癌可考虑实施微创治疗，主要包括以下形式：①采用颈横纹或低于衣领的横纹切口；②采用可吸收线及美容方式缝合或者直接进行切口粘接；③采用腔镜或机器人手术，在腋窝、乳晕或口腔内做切口，达到更好的美容效果。

Q: 甲状腺癌术后会发生并发症吗？

甲状腺癌手术和其他肿瘤手术一样，都会存在手术风险，只是风险相对较小，手术风险的特点有所不同。甲状腺手术的并发症主要包括出血、切口感染、呼吸道梗阻、甲状旁腺损伤（一过性或永久性低钙血症）、喉返神经损伤、喉上神经损伤和麻醉相关的并发症等。

来自国外的数据显示，全甲状腺切除术后，喉返神经损伤率为 4.3%，双侧喉返神经损伤率为 0.6%（其中半数患者行气管切开），有症状的低钙血症发生率为 14.0%（永久性低钙血症为 2.2%），术后出血发生率为 8.0%，切口感染率为 0.4%。

为尽量避免发生手术并发症，建议术前做好充分的手术风险评估（如呼吸功能如何、是否存在呼吸道感染、声带是否正常、气管是否受压、是否伴发其他基础疾病等）。术中做到切口良好暴露，注意甲状旁腺和喉返神经保护，对气管受压软化者应将软化气管被膜悬吊于胸锁乳突肌或颈前肌群上，严重者应及时行气管切开；由于甲状腺旁腺与甲状腺紧密相邻，尽管术中注意保护甲状旁腺，仍有可能在切除甲状腺的过程中甲状旁腺也被一并切除的情况，确认后可将切除的甲状旁腺组织切成薄片或颗粒，种植于术区范围内的胸锁乳突肌或带状肌内。

Q: 甲状腺癌手术会导致失音声哑吗？

甲状腺癌手术后声音嘶哑，一般和喉返神经有一定关系，有可能出现喉返神经损伤。这是最令人担心的并发症之一，可以导致患者声音的改变。约 1% 的甲状腺切除术后患者会出现声带麻痹，导致声音嘶哑，例如不能大声喊叫、说话或唱高音，这些改变往往是暂时的，可在 12 个月内完全恢复，但在极少数患者中，这种改变是永久的，对某些患者（教师、歌唱演员等职业）以后的生活和工作产生较大影响。

因而，目前中国《甲状腺结节和分化型甲状腺癌诊治指南（第二版）》（2023 年）强调术前要做好充分的手术风险评估，术中做到切口良好暴露，熟练地掌握喉返神经解剖结构，避免过度牵拉甚至切断喉返神经，术中利用神经监测仪等尽可能将患者喉返神经功能障碍降到最低。

Q: 甲状腺癌术后为什么会抽搐?

甲状腺癌患者在手术治疗后，如果发生抽搐，有可能是手术对甲状腺旁腺造成了暂时或永久性损伤，血钙降低引发了抽搐。

如果术后发生了低钙抽搐，需要采取静脉补钙，尽快纠正低血钙。如果患者仅有麻木感觉，比如口唇麻木、手脚麻木，可以进行口服骨化三醇及钙剂补充治疗。同时完成相应的化验检查，比如测定甲状旁腺素、血钙磷及尿钙磷水平。

有的患者并非因甲状腺旁腺受累，只是术后不适，此时并非需要药物治疗。

如果手术对患者甲状腺旁腺造成的是暂时性损伤，可使用上述药物治疗 3～6 个月后，再根据临床观察，调整药物剂量，甚至停用。

但是，在需要甲状腺全切手术的患者中，如果手术造成了甲状旁腺永久性损伤，则需要终身药物治疗以维持血液中钙磷的水平正常或接近正常，避免发生低钙抽搐等不适。

Q: 甲状腺癌术后并发症是可以避免的吗？

甲状腺癌手术通常风险较小，但这需要充分考验外科医生的经验，在 1991—1996 年，国外曾进行过一项较大规模的针对甲状腺切除术及并发症的回顾性分析，研究分析了医生手术例数与并发症之间的关系。分析结果显示，术者的熟练程度与手术并发症显著相关，有经验的外科医生可使手术并发症发生率降低 50%。经验丰富的外科医生术中对血管进行充分结扎可预防术后大出血，加强喉返神经保护，防止声音嘶哑或窒息；术中通过神经监测进行精准解剖，其细致、精准和轻柔操作，可避免损伤甲状旁腺，时刻保证血供的安全。

虽然医生和患者都不希望发生手术并发症，这一点医患的初衷绝对是一致的，然而，任何医学治疗都无法保证 100% 的成功，不同患者之间也是存在个体差异的，医生只能在临床实践的过程中，不断地精进技艺，积累经验，努力提高手术的成功率。

Q: 甲状腺癌术后并发症会长期存在吗？

甲状腺癌术后并发症分为近期并发症和远期并发症两大类。

常见的近期并发症包括出血、感染、喉返神经损伤、迷走神经损伤、喉上神经损伤、甲状旁腺损伤、乳糜漏或淋巴漏等，经过积极治疗和自身恢复，大部分手术相关并发症可以恢复并消失。

远期并发症常见的有患者出现心理问题，个别患者还由于甲状旁腺永久损伤，发生轻度或明显手足抽搐，但通过积极配合治疗，补充钙剂和维生素 D，相关症状可以极大改善。另外，极少数患者可能发生喉返神经永久损伤后出现明显声音嘶哑或者变声，这是比较棘手的并发症，虽然对寿命无影响，但对患者的生活、工作可能构成轻重不一的影响。

Q: 甲状腺癌术后并发症的处理措施是什么？

甲状腺癌术后并发症主要包括出血、喉返神经损伤、甲状旁腺损伤、感染、淋巴漏及局部积液等方面的问题。

（1）出血，甲状腺癌术后出血的发生率为 1%～2%，多见于术后 24 小时以内。主要表现为引流量增多，呈血性，颈部肿胀，患者自觉呼吸困难。如果引流量＞ 100 mL/h，考虑存在活动性出血，应及时行清创止血术。患者出现呼吸窘迫时应首先控制气管，急诊情况下可床旁打开切口，首先缓解血肿对气管的压迫。

（2）喉返神经损伤、喉上神经损伤，甲状腺手术喉返神经损伤的发生概率文献报道为 0.3%～15.4%。喉返神经损伤的常见原因有肿瘤粘连或侵犯神经、手术操作的原因等。手术的精细操作、术中显露喉返神经、合理应用能量器械，可以减少神经损伤的概率。

（3）甲状旁腺损伤，甲状腺癌术后永久性甲状旁腺损伤的发生率为 2%～15%，多见于全甲状腺切除后；主要表现为术后低钙血症，患者出现手足麻木、口周发麻感或手足搐搦，给予静脉滴注钙剂可缓解。对于暂时性甲状旁腺功能减退，可给予口服钙剂缓解症状，必要时加用骨化三醇。为减轻患者术后症状，可考虑预防性给药。永久性甲状旁腺功能减退者，需要终身补充钙剂及维生素 D 类药物。术中应注意沿被膜做精细解剖，原位保留甲状旁腺时注意保护血供，无法原位保留的甲状旁腺建议自体移植。

（4）感染，甲状腺手术多为Ⅰ类切口，少部分涉及喉、气管、食管的为Ⅱ类切口。甲状腺术后切口感染的发生率为1%～2%。切口感染应及时给予抗生素治疗，有脓肿积液的，应开放切口换药。浅表切口感染较易发现，深部切口感染常不易早期发现，可结合超声判断切口深部的积液。极少数患者可因感染引起颈部大血管破裂出血，危及生命。

（5）淋巴漏，常见于颈部淋巴结清扫后，表现为引流量持续较多，每日可达 500～1000 mL，甚至更多，多呈乳白色不透明液体，也称为乳糜漏。首先可采取保守治疗，一般需禁食，给予肠外营养，如果保守治疗 1～2 周无明显效果，可选择颈部胸导管结扎，颈部转移组织瓣封堵漏口，或者选择胸腔镜下结扎胸导管。

（6）局部积液，甲状腺术后局部积液的发生率约为1%～6%。手术范围越大其发生概率越高，主要与术后残留无效腔相关。术区留置引流管有助于减少局部积液形成，治疗包括密切观察、多次针吸积液及负压引流。

任何手术都会存在风险，医患双方都不愿意出现这些并发症。术前充分评估，术中细致操作，术后严密观察，及时处理可能的并发症，在治疗甲状腺癌疾病的同时，希望所有患者手术相关的风险能降到最低。

第四节 甲状腺癌手术后的维持治疗

Q: 什么是“清甲”治疗?

分化型甲状腺癌（DTC）术后 ^{131}I 清甲是 DTC 术后治疗的重要手段之一。采用 ^{131}I 清除 DTC 术后残留的甲状腺组织，简称 ^{131}I 清甲，有利于通过血清 Tg 和 ^{131}I 全身显像（WBS）监测疾病进展。清甲后的 WBS、单光子发射计算机断层显像（SPECT）/CT 融合显像等有助于对 DTC 进行再分期，可治疗潜在的 DTC 病灶。

目前对术后 ^{131}I 清甲治疗的适应证尚存争议，主要问题集中于低危患者是否能从中获益。建议对 DTC 术后患者进行实时评估，根据疾病分期，选择性实施 ^{131}I 清甲治疗。总体来说，除所有癌灶 $<$ 1 cm 且无腺外浸润、无淋巴结和远处转移的 DTC 外，均可考虑 ^{131}I 清甲治疗。

^{131}I 清甲治疗禁忌证：妊娠期或哺乳期女性；计划 6 个月内妊娠者。

Q: 什么是“清灶”治疗?

采用 ^{131}I 清除手术不能切除的 DTC 转移灶，简称 ^{131}I 清灶。

^{131}I 清灶治疗适用于无法手术切除但具备摄碘功能的 DTC 转移灶（包括局部淋巴结转移和远处转移），治疗目的是清除病灶或部分缓解病情。

清灶治疗的疗效与转移灶摄取 ^{131}I 的程度和 ^{131}I 在病灶中的滞留时间直接相关，还受到患者年龄、转移灶的大小和部位，以及病灶对 ^{131}I 的辐射敏感性等因素的影响。

年轻患者获得治愈的可能性较大，软组织和肺部的微小转移灶易被清除。已形成实质性肿块的转移灶或合并骨质破坏的骨转移，即使病灶明显摄取 ^{131}I，清灶治疗的效果也往往欠佳。

高龄、伴随其他严重疾病或无法耐受治疗的甲状腺功能减退者，不宜采用 ^{131}I 清灶治疗。位于关键部位的转移灶（如颅内或脊髓旁、气管内、性腺旁转移等），如果无法手术，即使病灶显著摄取 ^{131}I，也不适合 ^{131}I 清灶治疗，而应采用其他方法处理。

中国《甲状腺结节和分化型甲状腺癌诊治指南（第二版）》（2023 年）推荐首次 ^{131}I 清灶治疗应在 ^{131}I 清甲治疗至少 3 个月后进行。对单次清灶治疗的 ^{131}I 剂量尚有争议。经验剂量为 3.7～7.4 GBq（100～200 mCi）。治疗剂量还有另外两种确定方法：根据血液和全身的辐射耐受上限计算剂量；根据肿瘤病灶所需的辐射量计算剂量。无前瞻性研究说明上述方法中哪一种为最佳。

围清灶治疗期的处理基本与清甲治疗相同。^{131}I 清灶治疗后 2～10 天进行治疗性全身显像（Rx-WBS），有预估治疗效果和后续清灶治疗的必要性。清灶治疗 6 个月后，可进行疗效评估。如治疗有效（血清 Tg 持续下降，影像学检查显示转移灶缩小、减少），可重复清灶治疗，2 次清灶治疗间宜相隔 4～8 个月。若清灶治疗后血清 Tg 仍持续升高，或影像学检查显示转移灶增大、增多，或 ^{18}氟代脱氧葡萄糖正电子发射断层扫描（^{18}F-FDG PET）显像发现新增的高代谢病灶，则提示治疗无明显效果，应考虑终止 ^{131}I 清灶治疗。

Q: 什么是甲状腺癌“碘放疗”？

甲状腺手术后的碘放疗，即为甲状腺术后放射性碘治疗，一是 ^{131}I 清甲治疗；二是 ^{131}I 清灶治疗。

Q: 甲状腺癌需要放疗吗？

放射性核素治疗多作为甲状腺癌术后的辅助治疗。甲状腺组织和分化型甲状腺癌的细胞具有摄取 ^{131}I 的功能，利用 ^{131}I 发出的 β 射线电离辐射的生物效应作用，可以破坏残余甲状腺组织和癌细胞，从而达到治疗的目的。

对于分化型甲状腺癌的患者术后有残留甲状腺组织存在，其吸 ^{131}I 率大于 1%，甲状腺组织显像，甲状腺床有残余的甲状腺组织，均应该进行 ^{131}I 的治疗。^{131}I 治疗包括清除甲状腺癌、术后残留组织和治疗甲状腺癌的转移病灶。清除甲状腺组织可以降低复发及转移的可能。

而甲状腺髓样癌起源为甲状腺滤泡旁细胞，由于其不摄取碘，对 ^{131}I 治疗不敏感。另外，未分化或分化较差的甲状腺癌 ^{131}I 的治疗效果也不尽如人意。

单纯的 X 线放射治疗对于无论哪种甲状腺癌都不作为常规治疗方式。

甲状腺癌需要化疗吗?

甲状腺癌一般在临床上不优先选用化疗。甲状腺癌对化疗药物不敏感，化疗对甲状腺癌的治疗效果很不理想，所以临床上一般对甲状腺癌患者不采用化疗。

甲状腺癌术后一般采用 TSH 抑制治疗，从分子层面抑制肿瘤细胞的增长。当然，随着生物医学科技的进步，一些甲状腺癌的靶向治疗药物也获得了不断进展，我们期待着这些药物的不断推陈出新，对于一些手术无法切除的癌肿，可以通过药物治疗使肿瘤的发展得到控制。

甲状腺癌术后甲减治疗是终身的吗?

一般说来，甲状腺癌手术至少需要切除包含甲状腺癌在内的一侧甲状腺。如果为高危型甲状腺癌，那不仅要切除单侧甲状腺，还需要切除全部甲状腺及其周边的淋巴结。所以甲状腺癌手术后，甲状腺功能减退（甲减）是一定会出现的。而且，考虑到预防甲状腺癌的复发，医生常常会使用高于一般甲减替代治疗的甲状腺激素。

这样的治疗不仅仅是治疗甲减，而且希望通过药物预防肿瘤的复发。因而对于大多数患者，甲状腺激素需要终身服用。这类药物对广大患者关心的生育功能没有影响，对胎儿无不良影响。

什么是 TSH 抑制治疗?

分化型甲状腺癌（DTC）术后 TSH 抑制治疗是指手术后应用甲状腺激素将 TSH 抑制在正常低限或低限以下，甚至检测不到的程度。其作用是一方面补充 DTC 患者所缺乏的甲状腺激素；另一方面抑制 DTC 细胞生长。TSH 抑制治疗用药首选左甲状腺素（$L-T_4$）口服制剂。

TSH 抑制水平与 DTC 的复发、转移和癌症相关死亡的关系密切，特别对高危 DTC 者，这种关联性更加明确。研究表明 TSH > 2 mU/L 时，癌症相关死亡率和复发率增加。因而，在甲状腺癌手术治疗后，医生给予患者超过生理需要的甲状腺激素进行抑制治疗。

Q: TSH 抑制治疗的目标是什么？

TSH 抑制治疗最佳目标值应满足既能降低分化型甲状腺癌（DTC）的复发、转移率和相关死亡率，又能减少外源性亚临床甲亢导致的症状、提高生活质量。但迄今为止，对这一最佳目标值尚无一致意见。近年来，TSH 抑制治疗的理念发生了转变，其提倡兼顾 DTC 患者的肿瘤复发危险度和 TSH 抑制治疗的不良反应风险，制订个体化治疗目标，摒弃单一标准。

中国目前《甲状腺结节和分化型甲状腺癌诊治指南（第二版）》（2023 年）借鉴这一理念，根据双风险评估结果，建议在 DTC 患者的初治期（术后 1 年内）和随访期中，设立相应 TSH 抑制治疗目标。

Q: 如何根据“双风险评估”制订和调整 TSH 治疗目标？

所谓“双风险评估”指的是 TSH 抑制治疗的不良反应风险和肿瘤复发风险。医生在制订 TSH 治疗目标的时候需要兼顾和平衡上述两种风险，为患者处方合适剂量的 L-T_4，既保证肿瘤复发风险低，同时 TSH 抑制造成的不良反应最小。

一方面，服用 L-T_4 可抑制肿瘤复发。临床上常根据手术的临床病理特征对肿瘤复发进行危险程度分层，分为低危、中危和高危三层。复发风险高的人群，如有淋巴结转移的患者，则控制目标更严格一些。

另一方面，服用 L-T_4 抑制 TSH 可能造成不良反应，故将人群划分为不同的危险程度。高中危人群，如有心脏病、伴发其他严重疾病的患者或高龄，则需适当减少药量，放宽控制目标。

Q: TSH 抑制治疗有什么注意事项?

TSH 抑制治疗的不良反应风险为高中危层次者，应个体化抑制 TSH 至接近达标的最大可耐受程度，予以动态评估，同时预防和治疗心血管和骨骼系统相应病变。

对 DTC 的复发危险度为高危层次，同时 TSH 抑制治疗不良反应危险度为低危层次的 DTC 患者，应定期评价心血管和骨骼系统情况；5～10 年后如无病生存，可仅进行甲状腺激素替代治疗，TSH 维持在 0.5～2.0 mU/L 是可以接受的水平。

Q: 甲状腺癌术后如何监测甲状腺功能?

补充甲状腺激素，重新建立下丘脑 - 垂体 - 甲状腺轴的平衡一般需要 4～6 周的时间。所以治疗初期，每间隔 4～6 周需测定血清 TSH 及 FT_4。根据 TSH 及 FT_4 水平调整 L-T_4 剂量，直至达到治疗目标。治疗达标后，至少需要每 6～12 个月复查 1 次上述指标。

Q: 做了甲状腺癌手术会影响生活质量吗?

甲状腺癌手术对患者的心理和身体总会造成一些影响，有的时候还会因为甲状腺癌手术后产生的并发症给患者增加更多的烦扰，如果患者积极面对甲状腺癌和甲状腺癌手术，就可以尽量使患者的生活质量不受其干扰。

甲状腺癌患者做完手术之后，需要补充甲状腺激素，定期到医院复查调整药物剂量，定期监测手术后的效果，及早地发现问题，做相应的处理。家人和患者都需要保持良好的心态，家人的关心和鼓励对患者是相当重要的；患者要注意休息，保持健康的饮食、运动状态。

Q: 甲状腺癌患者术后多久能恢复正常生活?

大多数患者在甲状腺癌术后 1 周拆线，休养数周或者数月后会回归正常生活，部分患者在术后 2 周能够回归社会，正常参加工作。但对于年长的患者，恢复时间会适当延长 1～2 周。

另外，甲状腺癌患者做完手术之后，需要补充甲状腺激素，患者应定期到医院化验检查，调整药物剂量并完成肿瘤评估，这需要数年甚至更长的时间。

Q: 做了甲状腺癌手术后还会复发吗?

大部分甲状腺癌是可以根治的，特别是分化型甲状腺癌，治愈率非常高。此类型甲状腺癌占所有甲状腺癌的 90% 以上，其本身恶性程度低，大部分进展缓慢，当然也有少数例外。一般分化良好的甲状腺癌根据病情的早晚、是否已经发生淋巴结或远处转移，通过外科医生的判断采取单叶甲状腺切除、甲状腺全切、甲状腺全切并辅以放射性 ^{131}I 清扫后，绝大部分甲状腺癌是可以根治的；但是也不能绝对排除复发的可能性。

另外少部分比如未分化癌，恶性程度比较高，转移发生比较早，即使通过手术治疗、放疗等方式也无法根治。

甲状腺乳头状癌复发，仍应再次积极手术治疗，术后可以进行 ^{131}I 清扫治疗。如果无法手术，可考虑进行放射治疗、内分泌治疗、TSH 抑制治疗、抗雌激素治疗、分子靶向治疗，药物有索拉非尼、阿西替尼、莫替沙尼和舒尼替尼等。

甲状腺髓样癌对放射性 ^{131}I 和内分泌治疗无效，手术是目前唯一的治疗方法。对复发或者远处转移的甲状腺髓样癌患者，目前缺乏有效治疗手段。临床试验显示，凡德他尼治疗晚期甲状腺髓样癌的复发疗效比较显著。

但未分化甲状腺癌的治疗效果较差，临床也在探索研究中，目前尝试用抗血管生成化合物吉非替尼联合多西他赛这些药物治疗未分化甲状腺癌。

Q: 如何早期发现甲状腺癌的复发?

理论上任何肿瘤都存在复发风险，甲状腺癌也不例外，尽管甲状腺癌预后良好，恶性程度低，转移少，相对其他癌症，它被称为惰性癌。对于危害度更低的甲状腺微小乳头状癌，若选择非手术治疗仅观察的治疗方案，那一定需要按医生的嘱咐严密监测，定期到医院进行检查了解肿瘤的变化，评估是否需要手术。对于那些手术后的甲状腺癌患者同样需要定期到医院，进行相关检查，例如甲状腺彩超、甲状腺功能、甲状腺球蛋白的检查，有利于早期发现甲状腺癌复发，早期治疗，以获得更好的生存率。

Q: 甲状腺癌患者术后如何复查?

尽管大多数分化型甲状腺癌（DTC）患者预后良好、死亡率较低，但是约 30% 的 DTC 患者会出现复发或转移，其中 2/3 发生于手术后的 10 年内，有术后复发并有远处转移者预后较差。根据目前中国的甲状腺癌复查指南推荐，复查建议如下。

（1）对临床治愈者进行监测，以便早期发现复发肿瘤和转移。

（2）对 DTC 复发或带瘤生存者，动态观察病情的进展和疗效，以调整治疗方案。

（3）监测 TSH 抑制治疗的效果。

（4）对 DTC 患者的某些伴发疾病（如心脏疾病、其他恶性肿瘤等）病情进行动态观察。

（5）对已清除全部甲状腺的 DTC 患者，随访血清 Tg 变化是判别患者是否存在肿瘤残留或复发的重要手段。对 Tg 有持续升高趋势者，应考虑甲状腺组织或肿瘤生长，需结合颈部超声等其他检查进一步评估。DTC 随访期间应定期（间隔 3～12 个月）进行颈部超声检查。对可疑淋巴结可行穿刺活检和 / 或穿刺针冲洗液的 Tg 检测。DTC 患者在手术和 ^{131}I 清甲治疗后，可根据复发危险度，在随访中选择性应用诊断性全身显像（Dx-WBS）。

（6）CT 和 MRI 不是 DTC 随访中的常规检查项目。在下述情况时应行颈胸部 CT 或 MRI 检查：①淋巴结复发广泛，彩超无法准确描述范围；②转移病灶可能侵及上呼吸道和消化道，需要进一步评估受侵范围；③高危患者中血清 Tg 水平增高（> 10 ng/mL）或者 TgAb 升高，而 Dx –WBS 阴性时，如可能进行后续 ^{131}I 治疗，检查时应避免使用含碘对比剂。若行含碘对比剂的增强 CT 扫描，建议在检查后 4～8 周行 ^{131}I 治疗。

（7）目前不推荐在 DTC 随访中常规使用 ^{18}F-FDG PET，但在下 述情况下可考虑使用：①血清 Tg 水平增高（> 10 ng/mL）而 Dx-WBS 阴性时，协助寻找和定位病灶；②对病灶不摄碘者，评估和监测病情；③对侵袭性或转移性 DTC 者，评估和监测病情。

Q: 甲状腺癌手术后会影响结婚生育吗?

甲状腺癌术后的患者，在病情稳定后，是完全可以积极备孕的。甲状腺癌患者在手术中如果未发现有转移的，要求服用 L-T_4 使促甲状腺激素控制在 0.5～1.0 mU/L；有转移的要求促甲状腺激素控制在 0.1～0.5 mU/L。怀孕过程中，每个月复查甲状腺功能，把甲状腺功能的各项指标控制在正常上限的范围，完全可以生下一个健康的宝宝。

怀孕期间查出的甲状腺癌是育龄女性常见的恶性肿瘤之一，女性在妊娠期间，体内会发生一系列生理改变，如雌激素和人绒毛膜促性腺激素水平明显升高，并形成母体“免疫豁免”状态。除非多次妊娠，妊娠并非甲状腺癌发病增加的危险因素。妊娠期间结节大小、数量、良恶性比例可能发生变化，对此，来自不同国家和地区的研究结果不一致。如果妊娠前甲状腺癌已经确诊并进行了治疗，患者妊娠前经过手术等治疗并处于无病生存状态，那么妊娠本身不会引起病情进展或复发。

2013 年的一项病例对照研究显示：对于治疗后无病生存的甲状腺癌患者，无论是否妊娠，其疾病复发的比例无明显差异。若甲状腺癌在妊娠前确诊，且未接受治疗，日本的一项报道认为，妊娠可能引起未经治疗的甲状腺微小乳头状癌增长。

Q: 甲状腺癌手术后需要静养吗?

甲状腺癌手术后无须静养，但是需要一定时间的休养，等待手术创面的逐渐修复。视患者年龄、基础疾病情况，一般需要半个月到几个月不等可以恢复，患者开始可以一般性的运动，具体可以开始运动的时间还需要根据每位患者的具体身体状况决定。

运动的原则建议自小量运动开始逐渐使人体适应，然后根据患者个人的情况选择适合的运动强度。

运动有助于增强抵抗力，因而对于任何肿瘤患者而言，除了手术最初几天不方便活动外，都不建议静养。

Q: 得了甲状腺癌还能做运动吗?

甲状腺癌的患者完全可以运动，运动有助于强健患者的体魄并改善心情，当然运动的方式和强度需要视患者自身的身体情况而定。

目前甲状腺癌的治疗方式仍是以手术为主，甲状腺癌患者术后同样可以运动，且运动方式不会因为手术受到过多局限。甲状腺癌患者进行手术之后，建议 1～2 周待手术切口恢复后就可以开始进行有助于肩部、颈部肌肉功能训练的康复运动；如果患者手术恢复良好，建议患者保持每周 2～3 次有氧运动，如快走、慢跑，以能感觉到身体微微出汗的强度即可，避免那些引发身体不适的剧烈活动。

Q: 甲状腺癌患者术后生活中应如何进行康复锻炼？

大部分甲状腺癌患者手术后，并不需要静养，但是需要一定时间的休养，等待手术创面的逐渐修复。但是，部分患者甲状腺癌术后出现粘连，尤其切除范围较大甚至全部切除或同时行颈部淋巴结清扫的患者，可能出现颈部持续性紧缩或疼痛感，肩关节僵硬，上肢抬举困难，使得颈部及肢体活动受限。这些部位长期的活动受限，严重者可导致患者出现患侧肩部肌肉萎缩和肩下垂等症状。

为了避免上述情况出现，建议患者术后 1 周（若手术切口恢复良好的情况下）进行有助于肩部、颈部肌肉功能康复训练的运动：①低头和抬头，低头时尽可能下颌贴近胸壁，抬头时头向后；②转动颈部，左右转动接近 90°；③左右屈颈，耳贴近肩头；④练习用患侧手臂越过头顶摸到对侧耳，并练习将双手放于颈后，开始可低头位，逐渐到抬头挺胸位；⑤肩关节功能锻炼，包括耸肩、前举、后伸、侧举、内收、内旋和外转等 7 项动作，双侧肩部应共同用力；⑥臂部功能锻炼，包括屈肘运动、抬举运动、爬墙运动、绕头运动、划臂运动。

运动康复的原则一定遵循个体化原则，颈部要尽量放松，肌肉不宜紧张，开始应缓慢，不可过度用力；运动强度根据自身恢复情况逐步调整，切勿急于求成，应循序渐进；运动贵在坚持，以期增强肌力，避免出现肩部萎缩或肩下垂，已经出现这些不良情况的患者通过逐步的康复训练也可以使得症状逐步改善直到颈肩部功能完全恢复。

Q: 哪些身体信号预示着甲状腺癌病情加重了？

患者如果发现颈部或者身体其他部位出现新包块，尤其包块增大速度较快，应特别予以警惕，及时到医院进行相关检查。

另外，患者出现不明原因声音嘶哑、声音音调改变、呼吸困难、饮水时呛咳、吞咽梗阻感或吞咽困难等症状，都应该及时至医院进行相关检查以明确肿瘤是否复发。

Q: 得了甲状腺癌有什么忌口吗？

甲状腺癌患者应该戒烟戒酒，此外没有特殊忌口食物。按《中国居民膳食指南（2022）》的推荐健康饮食即可。

很多患者可能会问“吃加碘盐好，还是不加碘盐好？”目前的研究对此并没有定论。有些研究显示，伴随着食盐加碘后，甲状腺结节发病率在增加。但是也有研究表明甲状腺在碘摄入不足的情况下会刺激甲状腺组织的增生，也容易导致甲状腺结节的发生。因此，甲状腺癌患者术后可以适量摄入海产品，不需要完全规避碘的摄入。

如果患者术后需要做 ^{131}I 治疗，在这个准备期的时候，是必须要戒碘的，不能够吃含碘的盐及海产品等。当患者做完 ^{131}I 治疗以后，仍旧可恢复含碘的盐及海产品等的摄入，盐的摄入量可以参照《中国居民膳食指南（2022）》推荐的正常人群的盐摄入量（不超过 5 克）。

Q: 甲状腺癌手术伤口愈合要多长时间?

伤口的愈合个体间存在差异，一般来说甲状腺癌手术切口的愈合较快，术后 4～5 天就可以拆线，但手术创伤导致的局部水肿会持续更长的时间。

经过甲状腺癌手术后，患者无一例外会留下手术瘢痕，手术瘢痕的程度与患者自身的体质、手术所需要的切口大小、手术后恢复的时间有关。

大部分情况下手术前患者和医生之间会沟通采用何种手术切口，在不影响甲状腺癌手术效果的情况下，会采用较小的切口或者沿着颈部自然纹理的切口。另外，可以在其他隐蔽的部位（如腋下、口腔内）做手术切口，将手术瘢痕留在这些隐蔽部位，而完全不在颈部留下瘢痕。虽然这样的术式对于患者造成的机械损伤并不小，但对于比较介意在颈部留下外人可见的瘢痕的患者而言，也是一种手术的选择。

Q: 甲状腺癌手术伤口如何居家护理?

手术后两三天，伤口一般都会有些水肿，缝线的针眼也会稍有发红。患者及家属要避免自行揭开伤口上的敷料观察手术切口愈合情况，否则会增加伤口感染机会，患者应定期到医院更换被血浸湿的敷料。

护理伤口最重要的原则就是保持干燥，需叮嘱患者伤口不要碰水，保持伤口干燥可以有助于减少感染。

家属还应询问患者的伤口疼痛程度，如果疼痛严重干扰患者的睡眠和食欲，可告知医生，酌情使用止痛药。

关注患者体温变化，手术后，一般都有轻度发热，这是手术时受损伤组织被身体吸收的正常反应。如果手术5天后体温仍有升高，并伴有伤口红肿发烫、疼痛加重，要警惕伤口感染，需要及时就诊。

手术后伤口发痒是正常现象，伤口愈合时，新生的神经纤维长入瘢痕，很容易受到刺激，产生痒的感觉，不过这种痒的感觉会慢慢自然消失，要避免搔抓导致切口破裂甚至感染。

伤口拆线2天后用无菌敷料保护一两天，就可以拿掉敷料洗澡了，一般此时伤口已经基本愈合。

甲状腺手术后会遗留不同程度的瘢痕，目前可通过药物、手术、激光等方式祛瘢治疗。

Q: 甲状腺癌患者术后出现哪些情况应尽快就医？

甲状腺癌患者手术后一般都会住院观察2天，由医护人员护理手术切口，观察并及时处理术后可能的并发症，比如出血、喉返神经损伤、喉上神经损伤、甲状旁腺功能减退、切口感染、淋巴漏、局部积液、血肿，以及一些发生率低的并发症，如气胸（颈根部手术致胸膜破裂引起）、霍纳综合征（颈部交感神经链损伤）、伸舌偏斜（舌下神经损伤）、口角歪斜（面神经下颌缘支损伤）等，在患者住院期间都会得到医护人员的高度重视及相应处理。

如果患者住院期间并无上述症状，但出院在家休养过程中发生手术切口出血、伤口红肿发烫、疼痛加重、体温升高、声音嘶哑甚至无法发声、呼吸困难、抽搐等症状需要尽快就医。

Q: 甲状腺癌与心理状态、生活习惯有关吗?

（1）压力大与甲状腺结节有关吗?

目前，虽然没有证据表明压力大与发生甲状腺结节之间存在直接关系，但长期心理压力负荷过大，对每个人的身心健康都存在负面影响。

（2）性格 / 情绪与甲状腺癌有关吗?

目前，虽然没有证据表明性格 / 情绪与甲状腺癌的发生之间存在直接关系，但若长期处于焦虑抑郁情绪中，脾气暴躁，对每个人的身心健康都存在负面影响。应及时至各医院开设的心理门诊就诊。

（3）饮食习惯与甲状腺癌有关吗?

肥胖、吸烟均证实与甲状腺癌及甲状腺癌的转移相关，因而需保持正常的体重，消除不良嗜好，养成并维持良好的饮食和运动习惯。

（4）熬夜与甲状腺癌有关吗?

目前，虽然没有证据表明熬夜与发生甲状腺癌之间存在直接关系，但长期熬夜对每个人的身心健康都存在负面影响。

Q: 甲状腺癌患者术后会影响家庭生活吗?

甲状腺癌手术的疑难程度不一，手术切除的范围不同，并且患者的基础疾病不一，所以身体恢复的个体差异也比较大。甲状腺癌手术目前需要患者住院 1～7 天，大部分情况下对机体损伤并不是太大，也不太会影响正常生活。

患者在术后需要休息一段时间，需要根据患者自身恢复情况确定具体的休息时间，一般情况下 2 个月的时间就可以正常工作了。

但患者因为患甲状腺癌及进行手术治疗，心理会产生变化，或焦虑抑郁，或脾气暴躁，这需要患者自我心理的调整、家属的支持鼓励和理解，如果患者心理问题严重，应到各医院心理门诊咨询并治疗。

年轻的甲状腺癌患者手术后对自己的性生活、生育是否可以正常进行，并不需要焦虑。因为甲状腺癌手术治疗后积极补充治疗，对患者的内分泌系统并不构成影响；但若患者进行了 ^{131}I 治疗，则建议推迟备孕计划。

Q: 如何阶段性自我评估甲状腺癌手术康复情况?

一般手术后自我观察手术切口的愈合情况，监测体温变化。

手术后约 1 周，患者至外科复诊，进行手术后切口愈合、感染等评估。

定期复查甲状腺功能，调整患者的甲状腺激素治疗剂量。由于患者个体存在差异，治疗初期在调整甲状腺激素用量时，患者可自测心率，与医生交流用药后的个人反应，有利于医生为患者调整至安全有效的达标剂量。

若患者出现嗓音嘶哑，可至耳鼻喉科检查声带情况。

注意平时是否有抽搐，及时监测血液中甲状旁腺激素、钙、磷水平等有无异常。

每半年复查甲状腺彩超，了解手术后残余甲状腺情况及颈部淋巴结有无转移改变；定期复查甲状腺球蛋白水平。

必要时需通过一系列检查了解有无肿瘤远处转移等情况。

Q: 甲状腺癌的诊治需要哪些科室参与?

甲状腺癌需要内分泌科、超声影像科、病理科、外科、核医学、心理科等多个学科协同诊治，方可为患者获得正确的诊断，选择最佳的治疗方式，实施动态的随访观察。患者诊治过程中需要多学科协同，部分患者术后可能尚需要精神和心理辅导。

总之，甲状腺癌需要多学科共同治疗方可获得最佳治疗效果。

第五节 患者家属的协助工作

Q: 确诊甲状腺癌，是否要告知患者实情？

一般来说，每位患者都有对自己疾病的知情权，以及对未来进行何种治疗的选择权利。但如何向患者说出真实病情，并调整好患者的情绪，是癌症治疗中直接关系治疗效果乃至挽回生命的一个关键因素。从经验来讲，是否告知患者实情应做到因人而异、区别对待、讲究策略。

根据患者的文化层次判断其心理素质和承受能力，尽量避免患者因“知情”而导致情绪低落，丧失继续治疗的信心，而要让患者树立求生的信心，积极配合医生的治疗。

对于那些病情较重的患者，如果确实没有治愈的希望，只能靠治疗延缓最后的岁月，如果一开始就对他们隐瞒病情，随着病情的加重，他们也会自己感觉出来，反而会对医院的治疗产生怀疑，甚至对治疗产生不满，这种不良情绪对他们的治疗将会更不利。因此，对这类患者，建议应在治疗初期就如实相告，让他们能够从容地面对现实，缓解死亡的恐惧，最终安详地离开。

当然，对癌症患者说出实情时，要讲究沟通的策略，避免直截了当，还应注意把握好时机与方法。通常可以先试探性地交谈，让患者对自己的病情略知一二，之后再以必要的医学知识、心理知识与之沟通。患者一旦消除了恐惧便可以从容面对，精神上的解脱将会使机体的免疫系统更好地发挥抗癌作用。

Q: 如何安抚甲状腺癌患者？

甲状腺癌是癌症，大多数患者罹患甲状腺癌后，都会本能地产生心理及情绪的变化。由于对自身疾病认识不够，害怕检查、治疗及对手术效果有顾虑等，患者容易产生恐惧心理。在这种情况下，家人和亲属要对患者多关心照顾，为患者提供安静舒适的环境，避免各种不良刺激，消除患者的烦躁情绪。

医生要对患者做好手术安全性及必要性的解释，帮助患者树立战胜疾病的信心；过度紧张或失眠者，可适当使用镇静剂；住院期间，帮助患者掌握消除恐惧的方法，如听音乐、看书、散步、与室友交心等，适应病房环境，积极配合术前的治疗和护理，使其对手术后的恢复树立良好的信心；充分告知患者甲状腺癌最常见的是分化型甲状腺乳头状癌和甲状腺滤泡状腺癌，预后相对都是比较好的。

Q: 甲状腺癌患者住院期间 / 出院后，家属能提供什么帮助？

如果家中有亲人患上了甲状腺癌，家属应注意多与患者交流，及时了解他的心理情况，给予鼓励支持，安抚患者紧张焦虑的情绪；手术住院期间协助医护人员及时关注患者的心理及身体状况；出院后督促患者遵医嘱服用药物，帮助了解手术切口恢复状况，定期回医院复诊；同时关注患者的生活起居，为患者提供可以休养的居家环境，避免各种不良刺激。家属的照顾和鼓励对患者是莫大的支持。

Q：如何缓解甲状腺癌患者的痛苦 / 疼痛？

甲状腺癌手术后，切口不可避免地会发生疼痛。如果疼痛难以忍受，可以选择口服止痛药物来缓解，常用的有布洛芬等；严重者，经医生判断无手术相关不良并发症，也可以选择注射类镇静剂。

如果是因癌细胞扩散所引起的疼痛，要进行抗癌治疗，有手术指征者可再次进行手术治疗，并辅以放疗和药物治疗。

有些患者由于罹患甲状腺癌，即使已经进行了手术治疗，但患者依旧比较焦虑、烦躁，常有疼痛等不适，如果医院检查与肿瘤和手术无关，针对这种情况，可以酌情使用抗焦虑类药物，同时加强心理疏导，鼓励患者调控自己的情绪，保持乐观的心情。

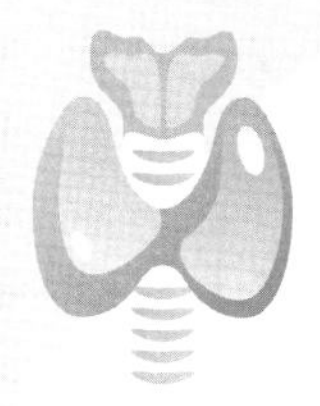

第四章

甲状腺功能减退症（甲减）

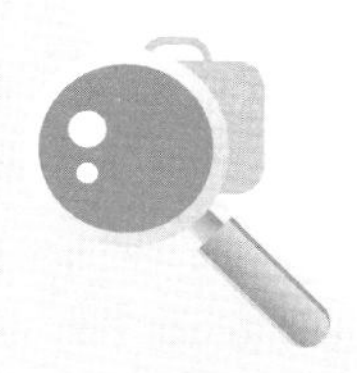

第一节 快速了解甲减

Q: 什么是甲减?

甲减，全称为甲状腺功能减退症，是由于甲状腺激素合成和分泌减少或组织作用减弱导致的全身代谢减低综合征。甲状腺激素具有增加人体代谢、促进生长发育、提高神经系统和心血管兴奋性等作用，是身体代谢的主要调控者。如果人体无法产生足够的甲状腺激素，会影响到身体绝大部分系统和器官，引起一系列的代谢减慢综合征。

甲减是内分泌疾病中比较常见的疾病，女性多见，可发生于各年龄段，随年龄增加，其患病率上升。近年，国外报道临床甲减的患病率为0.3%～1.0%；亚临床甲减的患病率为5.0%～10.0%。2017年对我国31个省市成年人群的流行病学调查报告显示，成年人甲减的患病率为1.02%，亚临床甲减患病率为12.93%。提高人们对甲减的认识，筛查高危人群，对甲减的防治具有重要意义。

Q: 甲状腺功能低就一定是甲减吗？

不一定，大多数情况下甲状腺功能低是因为甲减，但是还需要根据 TSH 水平的高低来明确其诊断，需除外甲状腺激素抵抗综合征（SRTH）。少数患者的 TSH 浓度升高可能是因为 TSH 受体改变导致 TSH 抵抗或者细胞未在其表面表达受体，这类患者甲状腺功能是正常的。血清化验示 FT_4 和 FT_3 水平通常正常或偏低，甲状腺体积不增大。此时可能很难区分是亚临床甲减（常见）还是 TSH 抵抗（罕见），如果其他家族成员有相同表型，而且最终查出有 TSH 受体缺陷，则可确诊 TSH 抵抗。

Q: 甲减常见的临床表现有哪些?

当甲状腺激素合成分泌能力下降或其作用不足，身体会表现出多种不适症状和体征。甲减的临床表现具体取决于发病年龄及甲状腺激素缺乏的持续时间和严重程度。

其常见的症状包括乏力、畏寒、胸闷、气短、懒言少语、表情淡漠、反应迟钝、睡眠打鼾、腹胀、便秘、皮肤干燥、脱发、体重增加；月经紊乱、性欲减退、阳痿；记忆力、注意力、理解力和计算力减弱；全身肌肉酸痛，尤以晨起及冬季为重，有时伴感觉异常，如麻木或刺痛感。

体格检查可能发现甲状腺肿大，尤其是存在碘缺乏或慢性自身免疫性甲状腺炎（桥本甲状腺炎）；心动过缓，舒张期高血压，心脏扩大；运动失调、深肌腱反射的松弛期延迟；皮肤干燥缺乏弹性，指甲脆而增厚，黏液性水肿等。如果出现这些表现，要高度警惕甲减的可能性，尽快完成甲状腺功能化验的筛查，及早获得治疗。

Q: 得了甲减人会变傻吗?

甲状腺激素对于人体的正常发育及维持具有非常重要的作用，其可促进人体的新陈代谢，尤其对孩子的神经、智力发育起着极其重要的作用。

如果胎儿甲状腺发育不全或缺如，甲状腺摄碘或激素合成障碍，母体中存在自身免疫性抗体或使用抗甲状腺药物阻碍了胎儿甲状腺发育或激素合成，甲减起始于胎儿期或新生儿期，则会严重影响胎儿生长发育及智力发育，出现智力下降、身材矮小等表现，称为克汀病。在我国，甲减筛查已被列为新生儿出生后足跟血常规检测项目，这对早期发现和干预是非常重要的。

如果幼年和成年人长期碘摄入不足，或甲状腺因本身或继发病变致甲状腺激素缺乏，机体代谢率减慢，交感神经兴奋性下降，患者可表现为表情呆滞、反应迟钝、记忆力下降、注意力不集中、情绪低落、专注力减退，老年人更容易患上阿尔茨海默病。因此，确诊甲减后要立刻进行正规治疗，通常选择 L-T_4 替代治疗，尽量维持甲状腺功能在正常范围。

Q: 脱发与甲减有关吗?

甲减会造成脱发。这是由于甲状腺功能减退时，甲状腺激素合成和分泌不足，影响人体毛发的生长和营养，使毛发变细、变粗糙、没有光泽、容易断裂，所以使得毛发容易脱落，女性长发的末梢容易发生分叉。甲减时，患者还会表现出其他的低代谢综合征，出现记忆力减退、嗜睡、关节疼痛、体重增加、手掌脚掌发黄、毛发枯黄脱落，女性患者月经紊乱、经量增多。给予左甲状腺素钠片替代治疗，甲减状态得到纠正后，脱发和其他的甲减症状均能逐渐缓解。另外，甲减多是由自身免疫性甲状腺疾病所导致，属于自身免疫性疾病，还有可能合并其他类型的自身免疫性问题，从而加重脱发等症状，此时应明确病因联合诊治。

Q: 抑郁、肥胖、睡觉打呼噜与甲减有关吗?

患者得了甲状腺功能减退症后，可能影响机体功能，出现情绪低落、体重增加，甚至睡觉打呼噜等表现。但是这些症状也可能是其他原因导致的，因此患者需要到医院就诊，评估相关甲状腺功能及其他引起抑郁、肥胖、睡觉打呼噜的疾病，避免漏诊其他疾病。

因为甲状腺激素是调节机体基础代谢率的重要激素。当出现甲减时，机体的基础代谢率下降，代谢速度减慢，如果甲减长期得不到纠正，可能会出现体重增加、肥胖甚至水肿等表现，还可能合并多种代谢异常，包括高胆固醇血症、贫血、肌酸激酶升高和低钠血症。这与疾病的严重程度与甲状腺激素缺乏的持续时间相关。

患者得了甲减后，可能会出现乏力、水肿、情绪低落等症状，但这些症状因病情严重程度差异较大，医生需要结合患者的年龄、合并疾病及疾病严重程度来决定是否需要暂停工作。通常来说，大多数甲减病情较轻时，接受甲减药物治疗后症状可逐渐缓解，不影响正常工作。日常生活中要尽量避免高强度、精神紧张的工作；对于病情及症状较重的患者，建议休息，待病情好转后，再恢复工作。

Q: 甲减是由哪些原因造成的？

甲减的病因相对复杂，发病机制随病因不同而异。

原发性甲减：由甲状腺自身病变所引起的甲减，占全部甲减的 95% 以上。由自身免疫性甲状腺炎、抗甲状腺药物过量、甲状腺手术或甲亢放射性碘治疗引起的甲减较为常见。

继发性甲减：又称为中枢性甲减，是由下丘脑或垂体病变引起的促甲状腺激素释放激素（TRH）/促甲状腺激素（TSH）产生或分泌减少所导致的甲减，如鞍上肿瘤、垂体肿瘤、Sheehan（席汉）综合征、垂体手术或放射治疗后等。

消耗性甲减：是Ⅲ型脱碘酶（D3）代偿性活性增加而致甲状腺激素灭活或丢失过多引起的甲减。

甲状腺激素不敏感综合征：由于甲状腺激素的受体缺乏、T_3 或 T_4 受体结合障碍及受体后缺陷等，甲状腺激素在外周组织实现生物效应障碍，又称甲状腺激素抵抗综合征。

Q: 什么是临床甲减和亚临床甲减？

根据甲状腺功能减退的程度，可分为临床甲减和亚临床甲减。

在原发性甲减患者中，血清 TSH 升高是诊断原发性甲减的必备指标。临床甲减患者不仅 TSH 升高，同时伴有 TT_4、FT_4 降低，甲减严重者还会同时出现 TT_3 和 FT_3 下降。临床甲减的患者需要接受甲状腺激素替代治疗。

亚临床甲减仅有 TSH 升高，T_4 和 T_3 在正常范围，我国《成人甲状腺功能减退症诊治指南》（2017 年）建议，将亚临床甲减分为两类，即轻度亚临床甲减（TSH ＜ 10 mU/L）和重度亚临床甲减

（TSH ≥ 10 mU/L）。轻度亚临床甲减患者如无明显症状，暂不用药物治疗；重度亚临床甲减患者与临床甲减患者一样，应该接受甲状腺激素治疗。

Q: 哪些人容易患甲减?

甲减是由各种原因引起甲状腺激素合成、分泌或生物学效应不足而导致的全身代谢减低综合征。女性较男性多见，可发生于各年龄段，随年龄增加，其患病率上升。我国近年来在全国范围内进行的流行病学调查显示，成年人甲减的患病率为 1.02%，亚临床甲减患病率为 12.93%，这提示总体甲减的患病人数是相当多的。

为能及时诊断甲减，要重视对甲减高危人群的筛查，包括有自身免疫性疾病者；有恶性贫血者；一级亲属有自身免疫性甲状腺疾病者；有颈部及甲状腺的放射史（包括甲亢的放射性碘治疗及头颈部恶性肿瘤的外放射治疗）者；既往有甲状腺手术或甲状腺功能异常史者；甲状腺检查发现异常者；患有精神性疾病者；服用胺碘酮、锂制剂、酪氨酸激酶抑制剂等患者；高催乳素血症者；有心包积液者；血脂异常患者。

Q: 什么是甲减性心脏病?

甲减患者的特征是机体全部主要器官系统对氧和底物的利用减少，造成的结果是对心输出量的需求减少。此外，甲减可通过改变心肌细胞特异性基因表达而直接改变心脏功能。心肌可发生细胞肿大、肌纤维断裂、空泡变性和退行性改变，心肌组织间隙积聚大量的细胞外黏液性物质形成内脏黏液性水肿，在浆膜腔内形成黏液性积液。甲减患者因心肌受损和心血管功能障碍，会导致一系列与心脏相关的症状和体征，包括劳力性呼吸困难、运动时心脏不耐受、心动过缓，血管阻力增加可导致高血压，超声可见心脏收缩功能减弱、心脏扩大或心包积液。甲减性心脏病患者给予甲状腺激素替代治疗后，心包积液可好转或消失，这可与其他原因所致的心包积液相鉴别。

Q: 什么是低 T_3 综合征?

低 T_3 综合征又称为甲状腺功能正常性病态综合征，是指甲状腺以外原因引起的伴有血清 T_3 下降的综合征。当机体处于严重的器质性疾病、创伤和心理疾病状态时，内分泌系统会对疾病做出适应性反应，5′脱碘酶的活性被抑制，外周组织中 T_4 向 T_3 的转换减少，T_4 转换为反 T_3（rT_3）增加，进而引起甲状腺激素水平的变化。甲状腺功能化验显示血清 TT_3、FT_3 减低，rT_3 增高，T_4、TSH 水平在大致正常范围。T_3 下降的程度与疾病严重程度相关，危重患者也可出现 T_4、TSH 水平的下降，这种情况可见于重症监护病房（ICU）的危重患者。T_3 低和 rT_3 升高，被认为可能具有保护作用，因其可以防止机体组织发生过度的分解代谢。

Q: 小孩也会得甲减这种病吗?

甲状腺功能减退症可发生于不同年龄，包括成年人、老年人、儿童、新生儿及胎儿。不同年龄患者发生甲减的原因和临床表现存在差异。儿童甲减的病因有先天性的和获得性的，由于甲状腺发育不良、甲状腺激素合成障碍而导致。根据起病时间和病情严重程度的不同，其症状和体征也有所差异。建议患者在医生的指导下使用药物治疗和饮食调整。

儿童甲减患者常表现为身材矮小、畏寒怕冷、性格不活泼、食欲差、营养不良、反应迟钝、学习成绩差、嗜睡、颜面水肿、头发稀疏、无光泽、皮肤干燥、脱屑等，严重者还会出现神经及智力发育障碍，运动能力下降。

Q: 何为克汀病或呆小病?

甲减起始于胎儿期或新生儿期者，称克汀病或呆小病。地方性呆小病曾多见于地方性甲状腺肿流行地区，因母体长期缺碘，胎儿碘的来源不足，导致甲状腺发育不全和激素合成不足。我国自从实行食盐加碘政策后，呆小病的发生率明显降低。散发性呆小病可见于各个地区，其病因尚不明确。可能的原因有胎儿甲状腺发育不全或缺如，甲状腺摄碘或激素合成障碍，母体中存在自身免疫性抗体或使用抗甲状腺药物阻碍了胎儿甲状腺发育或激素合成。未经治疗的呆小病可造成生长发育迟滞，神经及智力受损，透明质酸、黏蛋白及黏多糖在各组织内浸润，合并多种代谢异常。在我国，TSH 筛查已被列为新生儿出生后足跟血常规检测项目，这对早期发现甲状腺功能异常和干预是非常重要的。

甲减的确诊方法

Q: 如何早期发现甲减？

如何能早期识别出甲减的迹象？首先需要了解甲减相关的临床表现，如容易疲劳、易患感冒、毛发粗糙或稀疏、畏寒少汗、腹胀便秘等。所有存在甲减症状的患者均应接受甲减评估。对于以下患者也需筛查甲减。

（1）存在可能是由甲减引起的实验室指标或影像学异常。

（2）有甲减的危险因素，如甲状腺肿大、自身免疫性疾病史、既往放射碘治疗 / 头颈部照射史、甲状腺疾病家族史。

（3）使用可能损害甲状腺功能的药物（碳酸锂、胺碘酮、α－干扰素、沙利度胺等）。

此外，建议有以下情况的患者也需要检测甲状腺功能：明显的高脂血症或血脂谱改变、低钠血症、血清肌酶浓度高、大细胞性贫血、心包积液或胸腔积液、既往甲状腺损伤（如放射碘治疗、甲状腺或颈部手术、外照射、垂体或下丘脑疾病）。

Q: 得了甲减需要做哪些检验 / 检查？

甲减患者最常做的实验室项目是甲状腺功能检测，包括

TT_4、FT_4、TT_3、FT_3 及 TSH 水平检测。与血清甲状腺激素的检测相比，血清 TSH 对检测原发性甲减的敏感性和特异性均更高。

为了明确甲减发生的病因，建议同时完善甲状腺过氧化物酶抗体（TPOAb）和甲状腺球蛋白抗体（TgAb）的检测，它们是帮助明确原发性甲减病因、诊断自身免疫性甲状腺炎的重要指标。由于甲减的临床表现缺乏特异性，诊断甲减的主要依据是实验室结果。

对于病因不明或需要进行甲减原因鉴别诊断的患者，可能还需要进一步完善甲状腺超声、甲状腺核素显像、垂体磁共振成像甚至基因检测以明确诊断。

Q: 甲减的诊断标准是什么?

甲减的功能诊断除前述症状和体征外，还需参考 TSH、T_4 和 T_3 化验值。临床甲减根据临床表现及上述实验室检查做出诊断并不困难，亚临床甲减因临床表现不典型，化验仅见血清 TSH 升高。

TSH 对于鉴别原发性甲减或继发性甲减也很重要。垂体性甲减患者的 TSH、T_4 和 T_3 同时下降。

下丘脑性甲减的诊断有赖于 TRH 兴奋试验，TRH 兴奋后 TSH 升高但高峰延迟。如 TRH 兴奋后 TSH 升高但 T_4 和 T_3 无相应升高，应怀疑甲状腺激素抵抗综合征，必要时行基因突变分析。

TPOAb 和 / 或 TgAb 阳性可考虑自身免疫性甲状腺炎，甲状腺穿刺细胞学检查有助于明确诊断。

第二节 甲减的治疗方法

得了甲减一定需要治疗吗?

原发性临床甲减的治疗目标为甲减的症状和体征消失，血清TSH、TT_4、FT_4 水平维持在参考范围内。继发于下丘脑和垂体的甲减，以血清 FT_4、TT_4 达到参考范围为治疗目标。甲状腺激素抵抗综合征为遗传性疾病，目前尚无根治方法，多数患者可通过升高 TSH 和甲状腺激素来代偿基因突变所导致的受体缺陷，达到新的动态平衡，因此，无甲状腺功能异常临床表现者，一般不需要治疗；有甲减表现者可试用较大剂量的左－三碘甲状腺原氨酸（$L-T_3$）。低 T_3 综合征患者不建议甲状腺激素替代治疗。

近年的流行病学调查显示，亚临床甲减的患病率明显增加，并且与多种代谢紊乱及心血管风险相关，此类人群是发展为临床甲减的高危人群。目前我国《成人甲状腺功能减退症诊治指南》（2017 年）建议，将亚临床甲减分为两类，即轻度亚临床甲减（TSH $<$ 10 mU/L）和重度亚临床甲减（TSH $\geqslant$ 10 mU/L）。重度亚临床甲减患者，主张给予左甲状腺素（$L-T_4$）替代治疗。轻度亚临床甲减患者，如伴甲减症状、血脂异常或动脉粥样硬化性疾病、TPOAb 和 TgAb 阳性也可予 $L-T_4$ 治疗。

Q: 甲减药物需要吃一辈子吗?

针对甲减患者的治疗，强调的是要早期发现、适量起始、长期维持，治疗目标要做到个体化。大多数情况下，如桥本甲状腺炎引起的甲减，患者需要长期使用甲状腺激素替代治疗。少数情况，如亚急性甲状腺炎、药物治疗相关性甲减等患者，出现短暂性甲减，可根据补充甲状腺激素后功能恢复情况，决定是否可以停药。不建议甲减患者自行调整药量或更换制剂类型，应定期复查甲状腺功能来调整药物剂量。

Q: 治疗甲减的药是激素吗?

因为甲状腺功能减退的患者缺乏内源性甲状腺激素，因此需要补充甲状腺激素。虽然甲减患者服用的药物属于激素类，但这与平时大家说的吃了容易导致身体发胖的激素药是不一样的，后者是指某些患者因为疾病而需要服用超过生理剂量的糖皮质激素类药物。甲减患者最常服用的是 L–T_4，调整药物剂量的原则是缺多少补多少，长期服用不会引起肥胖。

Q: 甲减药物应该怎么服用?

用于甲减治疗的药物有人工合成的 L–T_4 片和从动物甲状腺提取的干甲状腺片。由于 T_4 的半衰期约为 7 天，可每天服用一次，药效稳定，依从性好，不良反应小，因此优选 L–T_4 作为甲减的长期替代治疗。干甲状腺片药物含量不稳定，且其 T_3 和 T_4 比例不符合人体生理，其中 T_3 成分药效撤退较快，易发生医源性甲亢，不推荐作为甲减的长期治疗。

用药量取决于患者的病因、病情、年龄、体重及合并疾病，注重个体化差异。开始用量宜小，特别是重症、伴心血管疾病及年老患者，后可逐渐增加剂量。成年甲减患者 L–T_4 替代剂量在 50～200 μg/d，合计 1.6～1.8 μg/（kg・d）；老年患者需要量相对较低，约为 1.0 μg/（kg・d）；儿童期需要量较大，约为 2.0 μg/（kg・d）；妊娠期替代剂量较孕前增加 30%～50%；甲状腺癌术后行 TSH 抑制治疗，L–T_4 替代剂量增大，约为 2.2 μg/（kg・d）。

治疗初期，每 4～6 周复查一次甲状腺功能，根据临床表现的改善和化验结果调整 L–T_4 用量，直至达到治疗目标，之后每 6～12 个月复查甲状腺功能指标。除 L–T_4 的剂量调整外，还应注意是否存在影响药物吸收的因素，如乳糜泻、肠道手术、使用雌激素或选择性雌激素受体调节剂、与餐同服、使用影响 T_4 吸收和代谢的药物（如孝来烯胺、铁制剂、钙制剂、质子泵抑制剂、利福平、胺碘酮、卡马西平、苯妥英钠和酪氨酸激酶抑制剂）。L–T_4 与其他药物的服用间隔应当在 4 小时以上。此外，良好的治疗依从性也是维持甲状腺功能稳定的重要保障。

Q: 吃甲减药物有什么不良反应?

治疗甲减最常用的药物是左甲状腺素，其英文缩写为 L–T_4，是人工合成的四碘甲状腺原氨酸钠，在体内转变成三碘甲状腺原氨酸而起活性作用。虽然是合成的甲状腺激素类药物，但其化学结构与人体自身分泌的甲状腺素是一致的，药物本身不会引起不良反应，少数患者可能会对 L–T_4 中的辅料过敏或不耐受。另外，如果 L–T_4 一次性用量较大，或在服用过程中发生了药物性甲亢，患者可能会出现心慌、手抖、多汗、头痛、兴奋、失眠等不适症状，通常在减少用量或停药数日后，上述表现消失。因此，在甲减药物起始治疗时，建议从小剂量开始，根据治疗后症状的变化及甲状腺功能检测情况，及时调整药物剂量。

Q: 亚临床甲减需要治疗吗?

根据疾病的严重程度，原发性甲减被区分为临床甲减和亚临床甲减。近年的流行病学调查显示，亚临床甲减的患病率明显增加，且与多种代谢紊乱及心血管风险相关，是发展为临床甲减的高危人群。我国 2017 年发布的《成人甲状腺功能减退症诊治指南》建议，将亚临床甲减分为两类，即轻度亚临床甲减（TSH ＜ 10 mU/L）和重度亚临床甲减（TSH ≥ 10 mU/L）。

重度亚临床甲减患者，主张给予 L–T_4 替代治疗，治疗目标和方法与临床甲减一致，将血清 TSH、TT_4、FT_4 水平维持在参考范围内。

轻度亚临床甲减患者，如伴甲减症状、肥胖、血脂异常或动脉粥样硬化性疾病、TPOAb 和 TgAb 阳性也可予 L–T_4 治疗。

如患者无明显甲减症状，无其他代谢异常或合并疾病，无妊娠计划，轻度亚临床甲减状态可暂不予药物治疗，但需每 3～6 个月复查甲状腺功能，观察血清 TSH 的变化趋势，近半数患者可通过自我调控而恢复至正常 TSH 范围。

Q: 出现黏液性水肿昏迷应如何处理?

黏液性水肿昏迷是甲减的危重急症，应积极救治。开始时先静脉注射 L–T_4 200～400 μg 作为负荷剂量，继之每天 1.6 μg/kg，如果没有 L–T_4 注射剂，可将 L–T_4 片剂磨碎后胃管鼻饲，至患者的临床表现改善后改为口服给药。有条件时还需静脉注射 L–T_3，可先予 5～20 μg 负荷剂量，维持剂量为每 8 小时 2.5～10 μg，但要避免出现高 T_3 血症。年幼或老年患者及有心血管疾病或心律失常病史者则宜采用较低的剂量。同时，补充糖皮质激素，保温、供氧，保持呼吸道通畅，根据需要补液、补糖，去除或治疗诱因。经以上治疗，24 小时左右病情有好转，1 周后可逐渐恢复；若不能逆转，病死率高。

Q: 什么情况下会诱发甲减危象？

长期未获治疗的严重甲减又称为黏液性水肿（myxedema），又称为甲减危象。甲减危象多在寒冷的冬季发病，且多发生于老年患者，起病隐匿，病情进展缓慢，病程可长达十余年之久。在一些诱因的刺激下，黏液性水肿会发展至昏迷，危及生命。其常见诱因为全身性疾病加重、麻醉或手术、中断甲状腺激素治疗、服用某些镇静类药物和经受寒冷等。其典型表现为低体温，呼吸及心率减慢，血压降低，四肢肌肉松弛，生理反射减弱，嗜睡或昏迷，休克甚至死亡。黏液性水肿患者在发病前多不知道自己患有甲减，因此，既往有甲状腺肿大、甲状腺手术史、放射性碘治疗史、甲状腺激素治疗史和颈部放射治疗史是重要的诊断线索。

Q: 得了甲减能手术治疗吗？

原发性甲减通常是由免疫性破坏或放射性治疗等造成体内甲

状腺激素分泌不足，手术治疗是没有效果的，需补充甲状腺激素类药物以维持体内甲状腺激素的生理作用。在治疗期间，患者应定期去医院进行复查，根据甲状腺功能检测情况调整药物剂量。

少数患有中枢性甲减的患者，可能是由垂体占位或肿瘤导致促甲状腺激素分泌不足而引起，这时需要请相关科室进行综合的病情评估，以判断是否需要针对原发病进行手术治疗，同时补充甲状腺激素类药物，保障患者术前和术后的甲状腺功能状态能维持在正常范围。

Q: 得了甲减可以吃中药治疗吗？

针对甲状腺功能减退本身，一般不建议中药治疗。因为甲减时体内甲状腺激素分泌或作用不足，补充甲状腺激素是最直接有效的治疗方法。然而，针对发生甲减的病因，如桥本甲状腺炎引起的甲减，有研究显示，有些中药可能有降低抗体和抑制免疫的作用。另外，甲减患者可能会伴有记忆力减退、嗜睡、关节疼痛、水肿等症状，女性患者出现月经量增多、经期不规律等月经紊乱的表现，在给予甲减药物替代治疗的同时，可适当用中药进行辅助性治疗，以尽快改善上述症状，提高患者的生活质量。

Q: 老年人进行甲减治疗有哪些注意事项？

老年人患甲减通常病情隐匿，病程相对较长，垂体 – 甲状腺轴的反馈机制长期受抑制，患者逐渐适应了甲减的低代谢状态，机体对甲状腺素治疗的反应往往不明显，且老年患者易同时合并高血压、心律失常、冠状动脉疾病或糖尿病等基础疾病。这种情况下，如果用药剂量增加过快，有可能会诱发心血管系统的不良反应。因此，老年人甲减的治疗，要遵循起始剂量宜小、达标过程宜慢的原则。

建议老年甲减患者在服用 L-T_4 前，常规完善心电图和心脏功能相关检查，L-T_4 从小剂量开始，12.5～25 μg 每天一次口服，每 1～2 周复查，根据甲状腺功能及患者的耐受程度逐渐增加剂量，每次增加 12.5～25 μg，直至达到治疗目标。患缺血性心脏病者起始剂量还可以再小一些，调整剂量还可以再缓慢一些，防止诱发和加重心脏病。服药期间还应该注意，服用过量会引起食欲亢进、饥饿感、心悸、失眠等不适症状。甲减治疗过程中，不要随意停止服药，特别是症状缓解时，要根据甲状腺功能检测结果选择适合的维持剂量。无心脏疾病或相关危险因素的老年人，血清 TSH 的控制目标与普通成人相同；年龄超过 70 岁或有心律失常、骨质疏松性骨折风险的老年人，血清 TSH 以控制在 4～6 mU/L 较为合适。

另外，老年患者的合并疾病通常较多，要注意某些药物或食物对 L-T_4 吸收及清除的影响，从服药时间的角度，吸收最好到最差的排序是早餐前60分钟、睡前、早餐前30分钟、餐时服用。如老年人同时期服用铁剂、氢氧化铝、钙剂，最好能与 L-T_4 服用时间间隔 4 小时以上。

Q: 甲减不治疗会发生并发症吗？

轻度亚临床甲减对机体代谢的影响较小，可暂不予治疗，需定期复查观察甲状腺功能的变化趋势。重度亚临床甲减或临床甲减患者，如果长期不接受治疗，甲状腺激素分泌或作用不足会对机体多个系统和器官造成不良影响。

甲减可引起心肌收缩力减弱、心率减慢甚至心包积液，这会使患者在锻炼时耐受力下降，感觉喘不过气来。甲减长期未经治疗也可升高血压和胆固醇，加速动脉粥样硬化，从而增加出现心脏问题的风险。甲减程度重且病程较长者，可出现记忆力、注意力、理解力和计算力减弱，语速缓慢、吐字不清，反应迟钝，头晕、嗜睡或失眠，全身肌肉酸痛，有时伴感觉异常、麻木、刺痛或灼痛，运动失调。长期甲减患者肾脏血流量减少，肾功能减退，组织钠水潴留，可出现低钠血症、蛋白尿。患者食欲减退、腹胀、大便秘结，严重者可出现麻痹性肠梗阻或黏液水肿性巨结肠。男性患者性欲减退、阳痿。女性患者月经不调、受孕困难，易发生流产、停育等不良妊娠结局。

Q: 甲减能够治愈吗?

甲减是以甲状腺功能减退为共同特征的一组疾病，不同类型的甲减病因有所不同，预后也不尽相同。例如，有些患者可能因为亚急性甲状腺炎出现一过性甲减，可逐渐恢复正常的甲状腺功能，短期接受甲减治疗后可以停药。还有一些患者的甲减是由使用胺碘酮或酪氨酸激酶抑制剂等药物引起的，如果能够去除原发病和停止使用影响甲状腺功能的药物，这些甲减患者也可以停药。

大部分甲减患者，造成甲状腺功能减退的原因是自身免疫因素、放射性碘治疗、甲状腺手术、下丘脑或垂体病变，甲减病程是不可逆的，这些情况下都需要终身服药，在病程中不能自行停药或减量，要根据甲状腺功能水平调整甲状腺激素药物替代剂量。

Q: 甲减患者用药后如何复查?

甲减患者开始补充甲状腺激素药物以后，为了观察治疗效果和用药后有没有出现不良反应，患者应该遵照医生的嘱托，按时去医院进行复查，复查时常需要化验与甲状腺功能相关的指标以指导药量的调整。患者常常会问，是不是每次看病复查时都需要化验甲状腺功能。实际上，在甲减的治疗过程中，有几次检查是非做不可的。

患者在开始用药以前，必须把化验项目查全，根据病因、病情、年龄、体重及合并疾病选择合适的起始剂量。

治疗初期，每 4～6 周复查一次甲状腺功能，根据临床表现的改善和化验结果调整 L-T_4 用量，直至达到治疗目标。

在药物治疗过程中，如果甲状腺功能能够维持在正常范围，患者的甲减症状也得到缓解，可以每 3～6 个月复查一次。

如果在治疗过程中出现病情波动，要及时就诊，根据医生的建议完善相关的化验检查。

第四节 有关甲减的常见疑惑

Q: 甲减会遗传给后代吗？

甲减目前并不属于遗传病的范畴，它的遗传概率很低。先天性甲减多数是由胎儿甲状腺发育和功能异常引起，与孕妈妈是否患有甲减无关。只有当父母一方或双方携带致甲状腺疾病的基因时，孩子才有遗传的可能。

在育龄期女性中，由自身免疫性甲状腺疾病所引起的甲减较为多见，而甲状腺相关的自身抗体如 TPOAb 和 TgAb 的形成有一定的遗传易感性，有些孩子可能会因为同样存在自身免疫性问题而发生甲减。但并不是患有此类甲减患者的后代均会出现甲减，自身免疫性甲减是在环境和遗传因素共同作用下才会发生。例如，一个桥本甲减患者母亲，她的后代有 3 个孩子，仅其中 1 个孩子出现甲减，而另外其他 2 个孩子并没有患上甲减。

Q: 甲减会影响女性生育吗？

甲减的女性不容易怀孕成功，受孕率下降。孕期甲减对胎儿、孕妇都会产生不利的影响，尤其是在怀孕的头 3 个月。这时胎儿的甲状腺还没有形成，胎儿所需的甲状腺激素主要是通过胎盘由母体提供，充足的甲状腺激素对保障胎儿器官发育具有重要的作用。孕期临床甲减会增加不良妊娠结局的风险，包括胎停育、流产、早产、低出生体重儿和死产等。妊娠期未得到充分治疗的临床甲减患者发生流产的风险增加 60%，发生死胎的风险也明显升高。

Q: 得了甲减需要多吃海产品或保健品吗?

通常所说的海产品包括海带、紫菜、海鱼、海虾、海蟹、贝类等，这些食物中的碘含量较高。保健品的种类繁多，有些保健品中含有一定剂量的碘。甲减患者是应该多吃或少吃含碘的食物和保健品，要根据甲减发生的原因区别对待。

以最常见的桥本甲状腺炎所引起的甲减为例，患者甲状腺激素合成和分泌不足，碘是合成甲状腺激素的原料，海产品含碘量较高，因此是可以适量摄入海产品的。但不建议一次性摄入大量海产品，也不建议长期食用海产品，以免大量碘摄入过度刺激甲状腺，反而抑制了甲状腺激素的合成功能。因此，一般建议，甲减患者要平衡多样化饮食，居家食用碘盐，适量吃海产品，不需要刻意多吃保健品。

Q: 甲减患者还能运动锻炼吗?

甲减是不同原因导致机体甲状腺产生的激素减少了，使患者身体各系统的功能低下及代谢减慢。患上甲减后，病情轻的，没有明显的症状或体征，仍可以适度锻炼，尽量选择有氧运动、太极拳、瑜伽等相对舒缓的运动方式，避免过于剧烈的运动。在平时生活中，也要注意休息，避免劳累及压力过大，影响病情恢复或加重甲减的情况。病情较重时，患者会出现乏力、易疲劳、嗜睡、关节肿胀、四肢酸痛无力等症状，运动耐力下降。这种情况下暂不建议参加体育锻炼，应尽快接受甲减药物治疗，纠正甲减状态，待甲状腺功能恢复或接近正常时，再逐渐增加运动锻炼的强度。

Q: 患甲减后，患者为什么会性情大变?

甲减患者由于甲状腺激素不足，全身的各个系统和组织都会受到影响，神经系统也常受到牵连而出现乏力、倦怠、提不起精神、情绪低落等表现，极个别患者以为是得了精神病，而收住在精神病医院。如果家里人发现患者的情绪或性格发生了很大的变化，不用过度紧张，要建议患者到正规医院就诊，如果细心了解患者的病史和病情变化，仔细进行体格检查，及时化验血中的甲状腺激素，甲减和精神病两者是能够区分的。在明确诊断甲减后，进行规范化治疗，病情会逐渐好转，这些情绪方面的症状也会逐渐消失。

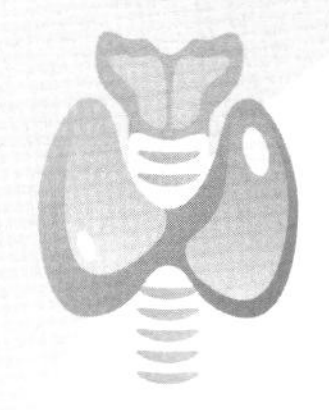

第五章

甲状腺功能亢进症（甲亢）

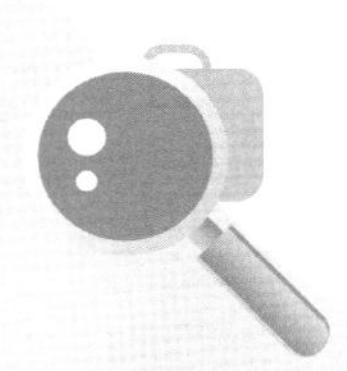

第一节 快速了解甲亢

Q: 什么是甲亢?

甲亢全称为甲状腺功能亢进症，是由于甲状腺自主持续合成释放过多的甲状腺激素，造成机体代谢亢进和交感神经兴奋，引起患者出现心悸、出汗、易饥饿、便次增多和体重减少等一系列病症。

Q: 甲状腺功能高就一定是得了甲亢吗?

不一定，单纯甲状腺功能高只能判断为“甲状腺毒症”，甲状腺毒症包括甲亢和甲状腺炎。甲亢又包括多种病因，如毒性弥漫性甲状腺肿（又称为 Graves 病，英文缩写为 GD）、自主性高功能性甲状腺腺瘤、毒性多结节性甲状腺肿等；甲状腺炎包括桥本甲状腺炎、产后甲状腺炎、放射性甲状腺炎等。因此需要在医生的指导下，结合临床表现，进行一系列的化验检查，做出正确诊断，再给予针对性治疗。

Q: 为什么会得毒性弥漫性甲状腺肿?

在各种原因引起的甲亢中，最常见的是毒性弥漫性甲状腺肿。1835 年学者 Robeet Graves 首次对该病进行了较为详细的描述，是一种器官特异性自身免疫性疾病。患者的典型表现为高代谢综合征、甲状腺肿大、内分泌突眼、胫前黏液性水肿及肢端病变，这些表现可单独出现，也可两种或多种表现同时存在。虽然有关 GD 的发病机制还不完全清楚，目前认为与遗传、免疫和环境因素的共同作用有关。应激、不规律生活习惯、高碘摄入、压力过大、精神刺激可能是其诱因。

Q: 哪些人容易患上甲亢?

甲亢多见于女性，各年龄组均可发病，但以生育期年龄组最多见。2020 年针对我国 31 省市进行的大规模流行病学调查显示，甲亢的患病率为 1.22%，其中临床甲亢的患病率为 0.78%，亚临床甲亢的患病率为 0.44%，GD 的患病率为 0.53%。

具有以下 1 项或多项特征的人群要注意筛查甲亢：既往曾患过甲亢或有甲亢家族史；甲状腺结节或甲状腺肿大；有自身免疫性甲状腺疾病；长期服用含碘药物；长期失眠、焦虑、易激惹等；不明原因的消瘦、乏力、心动过速和心室纤颤；四肢乏力反复发作等。

Q: 如何早期发现甲亢?

甲亢起病一般较为缓慢，多数患者首诊时间一般在发病 2～3 月或数月后，部分患者在感染及应激等因素下诱发。甲亢的临床表现主要是由循环中甲状腺激素过多引起，甲状腺激素作用于全身各种组织器官，加之自身免疫性疾病临床表现呈多样性，其症状和体征的严重程度与病史长短、激素升高的程度和起病年龄等因素相关。有突眼或颈部粗肿者较易引起注意而就诊，少数患者因症状和体征不典型而漏诊。

生活中出现了如下情况，要警惕是否患了甲亢：①比以前爱出汗，或者和同住的人相比更怕热，更容易出汗；②即使正常进食，仍出现体重下降，或者比以前更容易饥饿；③近期性情变得急躁、焦虑，容易生气发脾气；④常常感到心慌，即使是休息状态下，心跳次数也比以前增快，活动耐力下降；⑤失眠、多梦，睡眠质量下降；⑥拿筷子或鼠标时感觉手发抖；⑦女性月经周期不规律，月经量减少；⑧大便次数较前增多，便稀甚至腹泻；⑨发作性四肢无力感；⑩眼睑浮肿、眼睑退缩或眼球突出。

Q: 工作压力大与甲亢有关吗?

最常见的甲亢是 GD 甲亢，GD 的发病机制迄今尚未完全明确。目前认为，它是由遗传、免疫和环境因素共同导致的一种器官特异性自身免疫性疾病，是在遗传易感因素的基础上，由感染、应激、精神性因素等条件诱发的。

在甲亢发病过程中，外界环境的影响常常是促使发病的重要因素，而工作压力过大是甲亢患病的诸多诱因之一。甲亢近年来明显增加，城市居民比农村居民得甲亢的比例高，这与人们在社会活动中节奏加快不无关系。譬如紧张的考试，工作职位变化，长期工作超负荷，生活不规律，经常生气吵架等，都可能诱发甲亢。当然，并不是任何一个人在精神紧张的状况下都会得甲亢，是否患上甲亢还有机体本身及遗传方面的先决条件的影响。

另外，在甲亢治疗过程中，若工作压力大、精神过度紧张、用药不规律，均会导致甲亢不易控制而病情反复。因此，避免过度的精神紧张，在安排日常生活、学习和工作时，注意劳逸结合，是减少甲亢发病和控制病情波动的重要措施。

Q: 脾气差的人容易得甲亢吗?

脾气差并不是导致甲亢发生的直接病因，反之，如果甲亢没有及时获得治疗，或甲亢控制不稳定时，患者会出现容易生气，乱发脾气，焦虑等精神症状。曾有一位患者，女性，高三学生，学习压力大，经常熬夜晚睡，脾气变得比往常大，动不动就跟同学和家人吵架。夜间睡眠不好，白天精神状态差，学习效率低。虽然家里天天做好吃的，但她的体重还一直往下掉。到医院就诊后，医生通过查体和化验，诊断其为“甲亢”。经过一段时间的治疗后，患者发脾气的情况少多了，体重也回升了，精神状态和学习效率均明显改善了。

如果发现身边熟悉的朋友、家人脾气发生了改变，比平日变得急躁、易怒，并且伴有其他疑似的症状，一定要查查是否患上了甲亢。如果不幸患上了甲亢，作为患者也不用紧张，脾气差只是疾病导致的暂时性表现，随着治疗后病情的好转，脾气急躁、易怒的情况会消失。而作为患者的家属和朋友，应该给予多多地理解和关心，帮助患者使其病情尽快恢复。

Q: 睡眠不好与甲亢有关吗？

甲亢是甲状腺分泌过多甲状腺激素而导致的一组高代谢综合征，而甲状腺激素最直接的作用就是引起交感神经兴奋，所以甲亢的人往往比较亢奋、紧张、烦躁、易怒，夜间难以入睡，即使入睡，常伴有多梦，易惊醒，睡眠质量差。因此，在发现自己或家人朋友出现无明显诱因的失眠表现时，要注意排除甲亢的可能性。在甲亢的治疗早期，可以服用一些镇静安神的药物帮助入睡，充分休息有利于甲亢的缓解，而随着甲亢的缓解，失眠症状也会慢慢改善。

反之，长期作息不规律，睡眠不足，使身体处于应激状态，是诱发甲亢发生的一个诱因，也不利于甲亢患者的病情控制。因此，在日常的工作生活中，注意放松减压，保持良好的心态，保证充足的睡眠，有助于预防甲亢的发生。

Q: 甲亢有哪些类型？

根据病因不同，甲亢主要包括以下类型：毒性弥漫性甲状腺肿（GD）、自主性高功能性甲状腺腺瘤、毒性多结节性甲状腺肿、药物相关性甲亢（如左甲状腺素钠和碘过量导致的甲亢）、hCG（人绒毛膜促性腺激素）相关性甲亢［妊娠期一过性甲状腺毒症（GTT）］、垂体 TSH 瘤甲亢。其中最常见的类型是毒性弥漫性甲状腺肿。虽然各种类型的甲亢均会出现 FT_3 和 FT_4 水平升高，都表现出不同程度的高代谢临床表现，但在其他临床特征方面存在着各自的特点，且不同类型甲亢的治疗方案并不一样。因此诊断为甲亢之后，还需要咨询专科医生，仔细甄别病因后选择最合理的治疗方案。

Q: 甲亢有哪些危害?

甲亢长期未得到诊治，或在治疗过程中病情反反复复，过量的甲状腺激素对身体是有害的，可以造成多个器官系统的损害，严重者可能会有生命危险。

（1）在心血管系统方面，甲状腺激素过高会导致心脏高动力循环，严重时出现心力衰竭表现，还可以导致期前收缩、心房颤动等心律失常；血压也会出现异常，收缩压升高而舒张压下降、脉压增大。

（2）在消化系统方面，过量的甲状腺激素使胃肠活动增强、食欲亢进、消化吸收差、热量消耗增多、患者体重明显下降、营养不良、肝功能异常，甚至肝功能衰竭。

（3）在神经精神系统方面，甲状腺激素过高导致情绪易激动、紧张焦虑、失眠，甚至精神失常。

（4）在生殖系统方面，患者出现性功能下降，女性可引起经量减少、闭经，对妊娠女性影响更大，若不严密监测，及时给予治疗，可引起停孕、流产、早产，胎儿宫内发育迟缓，胎儿甲亢等。

（5）在肌肉及运动系统方面，患者表现为腰背疼痛、全身酸痛、行走无力，部分亚洲青年男性会在饱餐、高糖饮食、剧烈运动等诱因之后突然发生低钾性肌肉麻痹，表现为双下肢瘫软无力，甚至出现吞咽和呼吸肌麻痹，可危及生命。少数患者眼球突出、眼睑挛缩，手指、足趾肥大粗厚，出现胫前黏液性水肿。

（6）在血液系统方面，甲亢患者因消耗增多，营养不良，铁利用障碍，可引发贫血，白细胞和粒细胞减少，罕见情况下可伴发特发性血小板减少性紫癜和恶性贫血。

Q: 什么是甲状腺功能亢进性心脏病？

甲状腺功能亢进性心脏病是指在甲状腺功能亢进时，甲状腺素对心脏的直接或间接作用所致的心脏扩大、心功能不全、心房纤颤、心绞痛（甚至心肌梗死）、病态窦房结综合征和心肌病等一系列心血管症状和体征的一种内分泌代谢紊乱性心脏病。老年患者、毒性多结节性甲状腺肿患者多见，病程长短不一。在甲亢控制后心脏病情多能好转。

Q: 什么是甲亢危象？

甲亢危象即甲状腺危象，也称迅速发展的甲亢或甲状腺风暴，是甲状腺毒症病情极度加重、危及患者生命的严重合并症。本病并不常见，其病死率很高，死亡率估计为 10%。甲亢危象多发生于甲亢未被发现或未治疗而合并感染、手术、创伤、精神刺激时，表现为甲亢症状的急骤加重和恶化，以多系统受累为特征，可危及生命。其主要表现为高热、大汗、心动过速（每分钟 140 次以上）、精神异常、烦躁、焦虑不安、恶心、呕吐、腹泻，严重患者可有心力衰竭、黄疸，甚至休克及昏迷，多器官功能衰竭是其常见死因，需要早期识别、快速诊断和紧急治疗。

甲状腺危象的预防包括识别和避免常见诱发因素，不要突然中断药物治疗，并尽量保证患者在手术、分娩等应激状态时的甲状腺功能正常。

Q: 甲亢患者眼睛为什么会突出来?

正常情况下，我们眼窝中间的眼球四周被软软的眼外肌包裹着，垫着许多脂肪和软组织。甲亢时，血液中甲状腺激素水平过高，交感神经兴奋眼外肌群和上睑肌，使上睑收缩，眼裂增宽，眼球后的组织改变不大，这种情况称为非浸润性突眼，又称良性突眼或单纯性突眼，随甲亢缓解突眼症状可逐渐消失。

另有少部分 GD 甲亢患者，眼眶软组织和眼外肌由于自身免疫反应发生炎症和纤维化，眼眶内压力不断增加，眼球被迫往前挤出，同时因为眼肌发生病变，可造成眼球运动障碍、复视、视力下降，这种情况称为浸润性突眼，又称恶性突眼或内分泌性突眼。

甲亢突眼在病情加重活动期的时候，表现为眼睛红红，泪水汪汪，向一个方向注视的时候眼珠疼痛，眼眶内压力增高，眼球被压力推向前，并且因为控制眼球运动的肌肉变粗了，眼球没办法在狭小的空间内灵活转动，出现看东西重影的现象。而最严重的情况是眼球突出到睡觉的时候眼睛都闭不上，这时可能发生暴露性角膜溃疡甚至是角膜穿孔。最可怕的是，如果狭小的眼窝内娇弱的视神经受到压力而不断损伤，导致患者视力快速下降，则会造成不可逆的失明。

甲亢的诊断依据

Q: 是否能够在家自检发现甲亢？

甲亢的临床表现主要是因为血液循环中甲状腺激素过多而引起代谢率升高和交感神经兴奋，细心的患者可通过一些简单的方法来自检，初步判断一下有没有类似于甲亢的症状和体征。

（1）突眼：对着镜子观察双眼，如果双目炯炯有神、眨眼次数减少、眼球突出、上眼球露出白眼仁，这是甲亢的常见体征之一。

（2）心慌：如果出现心慌胸闷，活动耐力下降，可以采用能检测心率的手表或血压计等测一测，或通过数脉搏的方法估测一分钟心率，若静息状态下大于 100 次 / 分，需要排查甲亢。

（3）震颤：闭目伸平双手，手指分开，然后睁眼看手指是否有颤动，也可以让别人帮忙观察一下，伸舌时舌头有无细微的震颤。

（4）体重下降：在没有主动控制饮食的情况下，短期内出现明显体重下降，应警惕是否患有甲亢。

（5）大便的频次增多：在生活习惯没有明显改变的情况下，若近期内大便次数较往常增多，便稀或腹泻，且无其他引起腹泻的原因，也需要排查甲亢。

Q: 得了甲亢需要做哪些检验 / 检查?

甲亢诊断的程序，首先是根据高代谢症状、甲状腺肿大及眼征等临床表现初步疑诊甲亢，然后完善相关的化验检查，进一步明确诊断。除了进行甲状腺功能相关的化验（包括 T_3、T_4、FT_3、FT_4、TSH）以外，还需要进行甲状腺相关抗体（TRAb、TgAb、TPOAb）的检测，同时要进行甲状腺彩超检查，必要时还需要进行甲状腺 ^{99m}Tc 扫描或者甲状腺 ^{131}I 摄取率的检查。

在甲亢治疗之前，甲状腺激素水平的化验有助于选择合适剂量的抗甲状腺药物。在治疗过程中，还需要定期复查甲状腺激素水平，医生会根据甲状腺功能状态的恢复情况及时调整药物剂量。

TRAb 是引发 GD 的特异性抗体，95% 以上的未经治疗的 GD 患者 TRAb 呈阳性，因此，测定 TRAb 有助于甲亢病因的诊断。另外，TRAb 还是抗甲状腺药物治疗停药和预测复发的重要指标，所以在治疗过程中及停药后也需要定期监测 TRAb。

虽然 TgAb 和 TPOAb 这两项指标是这两项甲状腺炎的特征性抗体，但也有很多 GD 甲亢患者同时存在这两项抗体阳性，而其他原因导致的甲亢，如自主性高功能性甲状腺腺瘤和毒性多结节性甲状腺肿，患者抗体多为阴性，因此，TgAb 和 TPOAb 这两项抗体可用来协助判断甲亢的病因。

甲状腺彩超是甲状腺影像学检查的最主要手段，可以了解甲状腺形态、大小、血流分布及是否存在结节等，在甲亢初始检查中有助于确定甲亢的病因和伴随的甲状腺结节及其性质，“火海征”是甲亢的一种典型超声征象。而甲状腺 ^{99m}Tc 扫描或者甲状

腺 ^{131}I 摄取率也可辅助鉴别甲状腺毒症的病因，其在临床工作中虽不作为甲亢诊断的常规工具，但在病因难以鉴别的时候，可由医生决定是否进行该项检查，注意其在妊娠期和哺乳期是禁用的。

Q: 甲亢的诊断依据是什么？

甲亢的诊断流程是首先判断甲状腺毒症的存在，然后鉴别甲状腺毒症是否来源于甲状腺功能亢进，进而明确引起甲亢的原因如毒性多结节性甲状腺肿或自主性高功能性甲状腺腺瘤等。

（1）第一步，甲亢的诊断。根据以下临床表现和实验室指标可初步诊断甲亢：①有甲状腺激素过多的临床表现；②甲状腺肿大，特别是有血管杂音者；③突眼征；④血清 TT_4、TT_3 和 / 或 FT_4、FT_3 增高，TSH 降低。甲状腺 ^{131}I 摄取率增高、高峰前移有助于诊断。典型病例一般诊断不难，但要注意那些甲状腺不肿大、无突眼，且症状不典型的患者，尤其是老年、小儿、体检发现或伴有其他疾病者。若实验室结果可疑，可完善 TRH 兴奋试验或 T_3 抑制试验协助诊断。

（2）第二步，病因诊断。在确诊甲亢的基础上进一步明确甲亢病因。① GD 患者常伴甲亢眼征，甲状腺弥漫性肿大，可有血管震颤或杂音，伴胫前黏液性水肿、血清 TRAb 阳性等。②桥本甲亢患者的甲状腺肿大质地韧或较硬，甲状腺超声呈弥漫性病变，扫描或显像呈放射性核素分布不匀，血清 TPOAb 和 TgAb 滴度增高。③自主性高功能性甲状腺腺瘤者可扪及单一、圆形或椭圆形结节，扫描或显像为热结节、周围甲状腺组织受抑不显影。④碘甲亢患者有碘摄入过多史，^{131}I 摄取率降低。⑤亚急性甲状腺炎起病时多有发热、疼痛性甲状腺结节，伴一过性甲状腺毒症及酶碘分离现象。⑥产后甲状腺炎好发于产后哺乳期，病程进展与亚急性甲状腺炎相似，经历暂时性甲亢、甲减及恢复过程，但无发热及甲状腺区疼痛的症状。⑦妊娠期一过性甲状腺毒症发生于孕早期，与 hCG 升高相关，可伴妊娠剧吐。⑧其他原因所致甲亢，如垂体 TSH 瘤、异位 TSH 综合征等，均少见，需结合血清学指标、功能试验及影像学检查综合判断。

甲亢的治疗选择

Q: 得了甲亢有哪些治疗方法?

甲亢主要有3种治疗方法，分别是药物治疗、放射碘治疗和手术治疗。3种治疗方法各有利弊，要与患者充分沟通，甄别适应证和禁忌证，个体化地选择合理的治疗方案。

药物治疗最常用的药物是甲巯咪唑或丙基硫氧嘧啶，是目前国内治疗甲亢的首选方法，可广泛应用于各种人群，治疗的主要目的是为了抑制甲状腺激素的合成，减轻甲亢的症状。药物治疗的优点是安全、方便，但是治疗周期比较长，起效比较慢，治愈率低，复发率高，不良反应也比较多，常见的不良反应是白细胞减少和肝功能受损。

放射碘治疗是采用碘元素标记的同位素对甲状腺细胞进行破坏，减少甲状腺激素的产生，以此达到治疗的目的。放射碘治疗的优点是治疗时间短，治愈率高，复发率低，但会导致永久性甲状腺功能减退症，需要长期服用甲状腺素片进行替代治疗。

手术治疗则是切除大部分或全部甲状腺组织从而达到治愈甲亢的目的，其优点是治疗时间短，治愈率高，复发率低；缺点是手术风险高，而且也会导致永久性甲状腺功能减退症。

Q: 甲亢药需要吃多久？什么时候能停药？

抗甲状腺药物（ATD）治疗的过程可分为三个阶段：初始阶段、减量阶段、维持阶段。

ATD 初治期，一般甲巯咪唑起始剂量为 10～30 mg/d，可单次或分次服用，丙基硫氧嘧啶起始剂量为 100～300 mg/d，分次服用。初治时通常每 2～4 周检测甲状腺功能，如果 FT_3、FT_4 下降至接近或达到正常范围，则进入减量期。

减量期间，药物减量的幅度应由专科医生来指导，每 4～6 周复查甲状腺功能并进一步调整剂量。当化验 TSH、FT_3 和 FT_4 正常时，甲巯咪唑可减量至 5 mg/d，或丙基硫氧嘧啶减量至 50～100 mg/d，复查间隔可适当延长至 2～3 个月随访一次。

维持阶段以维持 TSH 正常的最小剂量治疗，治疗时长一般不短于 1.5～2 年，ATD 持续小剂量长程治疗能够提高甲亢缓解率。当小剂量 ATD 维持甲状腺功能正常，疗程足够，且甲状腺相关抗体 TRAb 持续阴性，可以考虑停药。停药后 1 年内的复发率较高，建议停药后每 3 个月复查一次甲状腺功能，观察有无复发的趋势。

Q: 甲亢停药后复发了怎么办？

甲亢患者在经过 1～2 年抗甲状腺药物治疗停药后，有近半数的患者可能会甲亢复发。因此，即使在甲亢治疗停药后，也要定期复查甲状腺功能，在停药后的 1 年内，每 3～6 个月随访一次，此后每半年至 1 年复查一次甲状腺功能。若发现甲亢复发，可再次给予抗甲状腺药物治疗。当然，再次治疗时，也可在与专科医生充分讨论后选择其他治疗方案，如 ^{131}I 治疗或手术治疗。

Q: 吃甲亢药物有什么不良反应?

抗甲状腺药物治疗可能会出现一些不良反应，临床较为常见的有皮肤过敏、粒细胞减少、肝功能受损，少数患者会出现关节疼痛和血管炎。因此，在药物治疗过程中，尤其是治疗初期，需要严密监测药物的不良反应。

（1）皮肤反应：主要表现为荨麻疹或斑状皮疹，皮肤瘙痒。如为轻度、散在的皮疹可考虑联用抗过敏药物治疗，如治疗效果不佳，在密切监测下换用另一种 ATD，小剂量试用，同时联用抗过敏药物。如皮疹进一步加重或发生剥脱性皮炎等严重的皮肤过敏反应，应立即停用药物，改为 ^{131}I 或手术治疗。

（2）粒细胞减少：多发生在用药后的 3 个月内，也可见于服药过程中的任何时期。未治疗的 GD 也可合并中性粒细胞减少，为区分是甲亢还是药物所致的粒细胞减少，一般在甲亢治疗前应常规检测白细胞和粒细胞计数。甲亢药物治疗过程中发生的一过性粒细胞减少可加用升白细胞药物治疗，同时密切监测白细胞和粒细胞计数的变化。一旦出现粒细胞缺乏，应给予急诊治疗，并立即停服抗甲亢药物，采取无菌隔离措施，给予广谱抗生素及皮下注射重组人粒细胞集落刺激因子治疗。

（3）肝功能损伤：部分甲亢患者在服用抗甲状腺药物的早期，可能会发生一定程度的肝损伤，转氨酶可轻度升高或升高至正常上限的 3 倍以上，而未治疗甲亢患者中也有相当比例会出现肝脏指标的异常，为区别是甲亢还是药物导致的肝损伤，建议在用药之前常规检测肝功能，包括肝脏酶学指标和胆红素水平。另外，还需与病毒性肝炎、自身免疫性肝病、脂肪肝等引起的肝损伤相鉴别。甲亢药物治疗导致的轻度肝损伤均可加用保肝药物治疗，同时定期监测肝功能，如发生严重的肝损伤，应立即停服抗甲状腺药物。

（4）在甲亢药物治疗的过程中还有一些少见的不良反应，如关节痛、多发性关节炎、胰腺炎、胃肠道反应、ANCA（抗中性粒细胞胞浆抗体）相关性血管炎、低血糖症、免疫过敏性肝炎、胆汁淤积性肝炎、再生障碍性贫血、低凝血酶原血症等。在治疗过程中应密切观察和监测这些可能与药物相关的不良反应。

Q: 得了甲亢能手术治疗吗?

手术是甲亢的 3 种治疗方法之一，虽然不是首选的甲亢治疗方式，但如有以下情况的甲亢患者，可考虑行手术治疗：伴有局部压迫症状、胸骨后甲状腺肿大、中度以上的原发性甲亢、经内科规范治疗效果不佳者、对 ATD 产生严重不良反应且不愿或不宜行 ^{131}I 治疗或 ^{131}I 治疗效果不佳者、合并甲状腺恶性肿瘤或原发性甲状旁腺功能亢进症者、伴中重度甲状腺相关性眼病且内科治疗效果不佳者、有主观愿望要求手术治疗以缩短疗程而迅速改善甲亢症状者。但若甲亢患者全身情况差，如伴有严重心、肝、肾等器质性病变，或合并有恶性疾病终末期等消耗性疾病而不能耐受手术，妊娠早、晚期患者，均不建议手术治疗。

常用的手术方式有双侧甲状腺次全切除术、一侧甲状腺腺叶切除＋对侧甲状腺次全切除术、双侧甲状腺近全切除术、全甲状腺切除术。全切与保留部分腺体组织的手术方式各有优缺点，切除全部甲状腺组织需术后长期行甲状腺激素替代治疗，但可以避免甲亢复发。由于甲亢手术比其他甲状腺手术的风险性高，例如喉返神经暂时性及永久性损伤、甲状旁腺暂时性及永久性功能低下和甲状腺危象等发生的风险大，手术操作难度大，最好由经验丰富的外科医生实施手术。

Q: 甲亢手术治疗失败了怎么办?

甲亢手术治疗失败指的是术后甲亢症状未缓解和甲状腺功能指标仍提示甲亢。尽管手术治疗的治愈率高达95%左右，但仍有患者治疗失败，提示手术范围不足。然而，由于再次手术显著增加甲状旁腺功能减退和喉返神经损伤等并发症的风险，手术难度加大，所以应尽量避免再次手术，考虑使用 ^{131}I 治疗或采用ATD治疗控制甲亢。如果必须进行手术，需由经验丰富的外科专科医生实施手术。

Q: 甲亢 ^{131}I 治疗是怎么做的?

^{131}I 是成人GD甲亢治疗的方法之一，尤其适用于下述情况：ATD疗效差或多次复发、ATD过敏或出现其他治疗不良反应、有手术禁忌证或手术风险高、有颈部手术或外照射史、病程较长的老年患者（特别是伴发心血管疾病者）、合并肝功能损伤、合并白细胞或血小板减少、合并骨骼肌周期性瘫痪、合并心房颤动、计划半年后妊娠的患者。

碘是合成甲状腺激素的原料，甲状腺滤泡细胞主动摄取 ^{131}I，

^{131}I 释放出的 β 射线使甲状腺滤泡细胞发生变性和坏死，从而甲状腺体积缩小，甲状腺激素合成分泌减少，由此达到治疗甲亢的目的。医生根据患者甲状腺对放射碘的摄取率计算每个患者需要的放射剂量。甲状腺功能恢复正常和发生甲减均被视为达到了治疗甲亢的目的。^{131}I 治疗约 1 年后，甲状腺大小基本恢复正常，近半数患者出现不同程度的甲减，之后甲减的发生率会逐年增加。

Q: 甲亢 ^{131}I 治疗失败了怎么办?

对于 ^{131}I 治疗 3～6 个月后随访证实未缓解、疗效差的甲亢患者，根据病情需要可再次行 ^{131}I 治疗。再次治疗时，对无效或加重及伴有并发症的患者可适当增加 ^{131}I 剂量。少数甲状腺体积较大、质地较硬的患者需经多次 ^{131}I 治疗后才能达到完全缓解。对于多次应用 ^{131}I 治疗无效或复发的少数难治性甲亢患者可进行手术治疗。

Q: 如何选择最优的甲亢治疗方案?

甲亢病情尚未得到控制时，包括休息、合理营养及膳食、精神放松、避免剧烈运动及重体力活动等一般治疗是非常重要的。

针对甲亢的治疗方法主要有 3 种：长期抗甲状腺药物治疗；^{131}I 治疗；甲状腺手术治疗。其目的旨在降低甲状腺激素水平而非明确地针对病因（如甲状腺自身免疫系统紊乱的纠正），3 种方法均为对症性治疗而非根治性治疗。目前尚没有适合所有患者的理想治疗方法，不论采用何种治疗，都有其局限性，需要正确掌握和选择其适应证。3 种治疗方案各有利弊，为特定的甲亢患者选择最合适的治疗方案取决于多种因素，如患者年龄、疾病程度、合并症、经济状况和家庭问题。因此，需要医生和患者之间进行密切沟通和协商，在取得患者充分理解和合作的基础上，讨论并选择最适合患者的治疗方案。目前在中国，最常选择的治疗方法是药物治疗，其次是放射性碘治疗，再次是手术治疗。

Q: 甲亢一经诊断需要哪些科室的综合治疗?

甲亢一经诊断，大部分可在内分泌科专科医生的指导下长期规律诊治。某些情况下，如药物治疗效果欠佳，或药物治疗出现了不良反应，则需要换用其他的治疗方法。

放射性碘治疗一般需要就诊核医学科，由核医学科的医生对患者进行甲状腺摄碘率等评估后实施治疗。

如计划行手术治疗，则需要同时就诊外科，由内分泌科和普通外科联合进行术前、术中和术后共同管理。

如甲亢患者合并甲状腺相关性眼病，则根据眼病的活动程度和严重程度，由内分泌科、眼科、放疗科和放射科医生一起评估，制订适合的治疗方案。

如果出现甲亢性心脏病或甲亢合并肝损伤等问题，则需要相关专业科室协助评估。

Q: 得了甲亢吃中药有用吗?

甲亢在中医里属于“瘿病”“瘿气”范畴，中医治疗也积累了丰富的诊治经验。中医理论认为甲亢以阴虚为本，相火妄盛为标，气滞、痰凝、血瘀是本病的基本病理因素。本病分为早期、中期和后期，治疗上应病证结合、分期论治。但目前尚缺乏大规模的循证医学证据论证中医治疗的效果，所以建议以西医治疗为主、中医为辅，中西医结合可使病情快速恢复。

Q: 甲亢不治疗会发生并发症吗?

如果甲亢长期得不到诊治，或治疗不规范，或患者在治疗期间依从性差，是有可能发生并发症的。因为甲亢时分泌过量的甲状腺激素会导致全身各系统的代谢增高。甲亢若不治疗，不仅原有的高代谢症状（包括心慌、多汗、乏力、腹泻、消瘦、失眠）会加重，而且还会出现一些脏器的损伤，包括甲亢性心脏病、甲亢危象、甲亢性肌病、甲状腺相关性眼病、周期性瘫痪等，还会有肝酶升高、白细胞减少等。因此，一旦被确诊甲亢，需尽快接受规范化的专科诊治。

Q: 甲亢突眼可以药物治疗吗?

甲状腺相关眼病（TAO）又称 Graves 眼病（GO），是与甲状腺疾病密切相关的一种器官特异自身免疫性疾病，位居成人眼眶疾病发病率首位，也是毒性弥漫性甲状腺肿最常见的甲状腺外表现，其发生率占毒性弥漫性甲状腺肿的 25%～40%。该病的临床表现具有明显的多样性，病程快慢及病情轻重不等，其诊治过程又涉及多个学科，容易因误诊误治或延迟治疗而造成容貌毁损、视力下降甚至失明，严重影响患者的生活质量。

尽管后果很严重，但也不要过分焦虑，只要及时发现，及早进行预防和治疗，大部分轻症突眼能得到很好地控制。对于轻度突眼，要控制甲状腺原发病，均衡饮食，放松心情，规律作息，戒烟。阳光强烈的白天要戴墨镜，睡觉戴眼罩，抬高枕头减轻水肿，加强局部保护，定期到眼科检查。

对于中重度活动期突眼，应尽快到专科就诊，评估眼部病情，糖皮质激素一直被用作活动期 TAO 治疗的主要药物。如果 TAO 患者对糖皮质激素疗法反应不足，临床可试用二线疗法，例如放射治疗、其他药物治疗（利妥昔单抗、托珠单抗、替妥木单抗）等。若这些治疗效果都不佳，患者眼球突出严重、复视、视力下降或容貌受损时，可行手术治疗。

Q: 甲亢突眼一定要做手术吗?

甲亢突眼患者不一定都要行手术治疗。

对于大多数轻度突眼，可给予一般治疗，维持甲状腺功能正常，加强眼局部保护，不需要手术治疗。而对于一些中重度活动期突眼，优先选择糖皮质激素冲击治疗或眼眶放射治疗。若眼球突出和眼球运动未完全恢复，可在非活动期行康复手术治疗。

中重度眼病患者，在活动期经药物治疗或眼眶放射治疗无效或效果差的情况下，如果眼球突出严重、视神经受压迫、角膜暴露，斜视或眼睑畸形影响患者外观、视功能或生活质量，建议行手术治疗。

威胁视力的 TAO 是紧急情况，需要立即治疗。视力受损或视力丧失是由严重角膜暴露损伤或由视神经牵拉、眼压升高、眼球半脱位导致急性视神经病变。当出现这种严重情况时，可首先试用大剂量甲泼尼龙静脉注射，若无反应或反应差，视力或视野持续下降，则建议行紧急眼眶减压术。当发生严重的角膜溃疡或角膜破裂时，可使用抗生素保护眼角膜、进行角膜移植术，避免角膜损伤的加重。

Q: 甲亢手术治疗的并发症有哪些?

与甲亢手术治疗相关的并发症主要有以下几种情况。

（1）永久性甲减：关于甲亢手术治疗后甲减的发生，国外文献报告甲减的发生率在4%～30%，一项随访研究显示，术后10年永久性甲减的发生率是43%。术后甲减发生的原因，除了手术切除及损伤以外，GD本身的自身免疫性损伤也是造成甲减的因素。

（2）甲状旁腺功能减退症：分为一过性甲状旁腺功能减退症和永久性甲状旁腺功能减退症。前者是由甲状旁腺部分损伤或供应血管损伤所致，一般在术后1～7天内恢复；后者的发生率为0～3.6%，需要终身治疗。

（3）喉返神经损伤：其发生率为0～3.4%。如果损伤是单侧性的，患者出现发音困难，症状可以在术后数周内恢复，可能遗留声音嘶哑；如果损伤是双侧性的，患者可能出现气管阻塞，需要紧急处理。

Q: 甲亢 ^{131}I 治疗后会永久甲减吗?

^{131}I 治疗甲亢后的主要并发症是甲减。甲减是 ^{131}I 治疗甲亢难以避免的结果，选择 ^{131}I 治疗主要是要权衡甲亢与甲减后果

的利弊关系。在治疗早期，甲减的发生率约为 10%，晚期可达 60%或更高。治疗后 1 年内发生的甲减与 ^{131}I 治疗剂量相关，剂量越大，一次性缓解率越高，早期甲减发生率也随之增高。由于辐射所致的延迟效应，淋巴细胞浸润，尤其是同时合并 TPOAb 阳性的 GD 患者，即使 ^{131}I 治疗后甲状腺功能恢复正常，甲减发生率每年递增 2%～3%。^{131}I 治疗发生甲减后，可用 L–T_4 行替代治疗，维持甲状腺功能在正常范围内，不影响患者的日常生活、工作和学习，育龄期妇女可以在进行 ^{131}I 治疗半年后备孕。

Q: 甲亢能完全治愈吗?

甲亢通过规范的治疗是有可能治愈的，目前主要是采用抗甲状腺药物、^{131}I 和手术三种方法来治疗，三种疗法各有利弊，不同治疗方案的治愈率不同。

药物治疗平均治愈率为 35%～55%，最大的缺点是停药后复发率高，药物治疗数月后可以将甲状腺功能控制到正常水平，不过，甲状腺功能正常了还不行，短期治疗停药后几乎全部复发。规范的药物治疗要求继续服药巩固，平均疗程 1.5～2 年。有很大一部分采用药物治疗的患者，首次治愈停药若干年后，在某些外界环境因素的刺激下，如过度劳累、精神紧张、应激状态等，还会出现甲亢复发的情况。临床上尚没有很好的指导停药和预测缓解的指标，TRAb 作为 GD 甲亢的特异性抗体，理论上可以作为缓解和复发的预测指标，建议在治疗过程中和停药前测定 TRAb，如结果显示阴性，则预示缓解可能大，高滴度 TRAb 患者建议适当延长疗程。近年国内外有多项研究显示，小剂量长疗程甲巯咪唑治疗 GD 缓解率可达 70%～80%。

^{131}I 治疗和手术治疗治愈率高，达 90% 以上，但会出现永久性甲状腺功能减退症，需要行长期甲状腺激素替代治疗。

Q: 甲亢患者如何就诊和随访?

确诊甲亢后，医生会和患者讨论治疗方案。若患者在认真考虑后选择药物治疗，则需要在服药后的第一个月内检测血常规和肝功能，一旦出现药物的不良反应，及时诊治。此后定期（每 1～3 个月）复查甲状腺功能、TRAb、血常规和肝功能，根据甲状腺功能，医生会对药物剂量进行调整，一般疗程为 1.5～2 年。停药后也要定期随访，观察甲状腺功能的变化趋势，每 3 个月复查一次甲状腺功能和 TRAb，如病情稳定，则可将随访间隔逐步延长至 3～12 个月。

若患者选择同位素 ^{131}I 治疗，则应就诊于核医学科门诊，在医生的指导下进行治疗，轻中度甲亢且无严重合并症者，可在治疗后 1～3 个月内随访，初步评价疗效，病情较重者或临床表现发生较大变化者应视需要密切观察。治疗 6 个月后，如确定已完全缓解，随访间隔时间可适当延长。若随访过程中发现甲减，则及时给予甲状腺激素替代治疗，病情稳定者可每年随访复查 1 次。

若患者选择手术治疗，在术后 1～3 个月随访，初步评价手术疗效，与放射性碘治疗相似，若出现甲减及时给予替代治疗，定期（每 6～12 个月）门诊复查。

第四节 关于甲亢的常见疑惑

Q: 甲亢为什么会复发?

甲亢是遗传、环境因素共同造成的自身免疫性疾病，发病过程中产生很多自身抗体。而目前治疗的手段主要是从抑制甲状腺激素的合成及破坏甲状腺组织方面进行治疗，未能对甲亢的病因进行根治，所以停药后甲亢很容易复发。在采取药物治疗的甲亢患者中，经过 1.5～2 年规律的抗甲状腺药物治疗停药后，在一些诱因下，如高碘饮食、精神刺激、作息不规律、工作压力大等，大约有 50% 的甲亢患者会复发。

Q: 甲亢会遗传吗?

在甲亢的几种病因（如 GD、自主性高功能性甲状腺腺瘤、多结节性毒性甲状腺肿）当中，GD 有一定的遗传易感性。

目前 GD 甲亢的病因尚不十分清楚，是遗传因素和外部环境因素共同导致的。即在家族中，如果父母、兄弟姐妹有甲亢病史，那么，家庭其他成员就有可能也携带了容易得甲亢的基因（易感基因）。在某些外界环境因素作用下，如精神刺激、过度劳累、摄入大量碘等，就会比没有携带甲亢易感基因的人更容易患上甲亢。据统计，GD 甲亢患者的家庭成员患病的可能性约为 30%。另外，双胞胎研究表明，80% 的 GD 甲亢易感性是遗传的。而且，研究发现某些基因位点突变与甲亢之间存在明确的关联。

综上所述，甲亢虽然不是典型的遗传性疾病，但如果家庭成员患有 GD 甲亢，则直系亲属患上甲亢的风险相对高一些，要注意减少环境因素对自己的影响。

Q: 得了甲亢影响生育吗？

甲亢患者不仅受孕困难，甲状腺功能控制不良还与多种不良妊娠结局直接相关。甲亢女性不孕不育的概率增高，发生孕期流产、早产、低出生体重儿、胎儿生长受限及死产的风险明显升高，妊娠妇女发生高血压、糖尿病、先兆子痫、甲状腺危象及充血性心力衰竭的风险也大大增加。因此，建议甲亢女性要在得到规范的诊治情况下再生育。

在备孕阶段，将甲状腺功能控制平稳后方可受孕。若是采用手术或 ^{131}I 治疗，则在治疗结束 6 个月后方可妊娠。若是采用药物治疗，则建议换用丙基硫氧嘧啶治疗，且最好以最低剂量维持甲状腺功能稳定后再妊娠。在妊娠期间，抗甲状腺药物、TRAb 和母体甲状腺激素均可以通过胎盘屏障。在妊娠早期，建议每 1～2 周检测一次甲状腺功能，及时调整抗甲状腺药物剂量甚至停用，避免抗甲状腺药物的过度治疗，减少胎儿甲状腺肿、甲减、胎儿畸形的可能性；在妊娠中、晚期，每 2～4 周检测一次，达到目标值后每 4～6 周检测一次。

Q: 甲亢治疗需要定期复查吗?

甲亢治疗过程中需要定期复查甲状腺功能，根据结果及时调整抗甲状腺药物剂量，避免服药过量导致药物性甲减或药量不足导致甲亢长期未得到控制。复查频率根据病情而定，一般治疗早期复查间隔较短，后期随着药物的逐渐减量和病情的恢复，复查间隔可延长至2～3个月。每次复查除了检测甲状腺功能，了解抗甲状腺药物疗效，及时调整药物剂量，还需要查血白细胞和肝功能，以监测药物不良反应，一旦出现，及时处理。

具体来说，通常在初始治疗1个月后检测甲状腺功能，如果 FT_3 和 FT_4 下降至接近或达到正常范围，即意味着可进入药物治疗的减量期。如果 FT_3 和 FT_4 下降不明显，则可延长原剂量服药时间。如果 FT_3 和 FT_4 不降，反升，则需要适当增加抗甲状腺药物剂量。1个月后复查，再根据结果调整剂量。当TSH、FT_3 和 FT_4 均达到正常，并且抗甲状腺药物已调整至低剂量，则可适当降低随访频次，并以维持甲状腺功能正常的最小剂量维持治疗。在随访过程中若出现TSH再次降低或 FT_3 或 FT_4 升高，则可延长治疗时间或增加抗甲状腺药物的剂量。

Q: 得了甲亢还能吃碘盐和海产品吗?

碘是身体必需的微量元素之一，碘的生理功能主要是参与甲状腺激素的合成。自然界中的碘主要来源于海洋，它能够跟随空气和雨水从海洋进入内陆的土壤。另外，地壳中也含有碘，这些碘可以随着地下水来到地面。人体自然摄取的碘绝大多数来自食物和碘强化剂（如加碘盐），少部分来自饮水。人体对碘可谓

“如饥似渴”，食用后 1～3 小时就基本完全吸收了。吸收的大部分碘会在甲状腺找到归宿，甲状腺就像吸尘器一样，从血液中捕捉碘。人体主要通过尿液排出碘，也有少部分碘通过粪便排出体外，还有极少数是从汗液、呼吸、母乳排出。

甲亢时，甲状腺合成和分泌的甲状腺激素增加，此时如果摄入过量的碘（吃碘盐和海产品），会造成甲状腺激素合成进一步增多，加剧甲状腺功能亢进的程度。因此，甲亢患者在初发或甲状腺功能控制不良时应适当减少碘的摄入。经过治疗后，甲状腺激素水平逐渐恢复正常时，则可正常食用含碘盐，适当放松对碘盐和海产品类食物的限制。

Q: 甲亢患者能做运动吗？

在甲亢未控制平稳时不建议做运动，尤其是剧烈运动，这是因为甲亢时甲状腺激素的合成、分泌过多，出现高代谢症状，即使不运动也容易出现心慌心悸、手抖出汗，甚至发生心律失常、心房颤动等，此时一般鼓励患者休息。如果做剧烈运动或者活动量较大的运动会增加心脏负荷，加重上述症状，引起身体不适。

在甲亢患者经过抗甲状腺药物（ATD）、^{131}I 或者手术治疗控制平稳后，一般需要半年时间，可逐渐增加运动量和运动强度，但要根据病情决定运动量和运动时间。一开始可以从强度较低的活动开始，先做一些舒展运动，逐渐过渡到慢走、慢跑、做广播操、游泳、跳绳等，运动强度以自身稍微出汗为宜，如果能够耐受，再逐步增加运动强度。刚开始恢复运动时，运动时间也不能太长，控制在 30 分钟为宜，如果没有不良症状，则可以逐渐增加运动时间和频率。

Q: 甲亢患者的日常生活有哪些注意事项?

甲亢是一种高代谢的消耗性疾病，尤其在甲亢早期，患者消耗的比较多，肠道吸收利用不良，身体处于入不敷出的状态，所以要补充足够的热量和蛋白质，多吃容易消化的有营养的食物。适当限制碘的摄入，减少甲状腺激素的合成。尽量避免咖啡、浓茶等刺激性的饮料和油腻、不易消化的食物。甲亢不稳定时避免长时间或剧烈运动。甲亢经过治疗且甲状腺功能控制稳定后，可以恢复以前的生活习惯。

另外，要注意放松休息，不要劳累，不要熬夜，作息规律，睡眠不好的患者可适量使用镇静安眠剂。定期复查和就诊，坚持服药。如果合并有突眼，还需要注意保护眼睛，避免接触灰尘和强光刺激，睡觉时枕头可稍微高一些，避免主动或被动吸烟。

Q: 甲亢手术后有什么注意事项?

甲亢患者因其甲状腺及周边血供更加丰富，比其他甲状腺手术更容易发生术中和术后出血。术后出血最常见于术后 24 小时以内，患者应尽量预防出现恶心、呕吐、咳嗽、咯痰，避免大声说笑或进食刺激性食物而引起的颈部剧烈活动，以降低出血风险。一旦发生术后出血，可能会压迫气管或导致喉头水肿造成呼吸困难，若感觉到伤口部位肿胀、憋气甚至呼吸困难，应紧急联系医生，立即处理。

另外，甲状腺手术后患者发生声音变化比较常见，若是由气管插管导致的声带水肿引起，通常会在几天内水肿消退后恢复，若声音嘶哑持续存在或伴有饮水呛咳时，则存在喉返神经损伤可能性，须进一步请医生评估声带功能。通常情况下，声带嘶哑在术后 6～12 个月会有所改善。

甲亢手术出院后还要定期复查甲状腺功能，如果出现甲减，要及时给予甲状腺激素替代治疗。

Q: 甲亢 ^{131}I 治疗后需要隔离吗?

甲亢患者行 ^{131}I 治疗后，大部分口服的 ^{131}I 很快被甲状腺摄取并滞留在甲状腺组织内。一次治疗剂量的 ^{131}I 在体内存留的时间可达 30 ～ 60 天，甚至更长。在此期间，患者可对周围近距离人群构成少量的辐射，其排泄物可对周围环境造成微量辐射污染。因此，在 ^{131}I 治疗后应注意如下事项：①患者离院返回居住地时应尽量避免公共交通，远离配有高敏感射线监测的场所；②服 ^{131}I 当天如需要乘车，宜加服止吐剂，以防路途中晕车导致呕吐；③ ^{131}I 治疗后的数日内宜多饮水、多排尿，在固定居所中宜与他人保持距离，避免与他人共用餐具；④固定居所内宜配备患者单独使用的卫生间，排便时应避免尿液和粪便污染卫生间，排便后要增加冲水次数；⑤ ^{131}I 治疗后的 2 周内宜减少与家人的密切接触，特别需注意避免与儿童及孕妇的近距离接触。

Q: 得了甲亢是否还能继续学习、工作?

甲亢是一种影响全身各器官功能的内分泌疾病，过多的甲状腺激素会造成机体代谢亢进和交感神经兴奋，引起心悸、出汗、体重下降、失眠、情绪易激动，甚至焦虑。如果长期没有得到治疗，可引起甲亢性心脏病、甲亢性肌病等严重并发症。因此，在甲亢未得到平稳控制时患者要注意休息，避免劳累、熬夜及情绪激动，暂时先不要进行高强度及需要大量消耗体力的工作。患者应先进行药物治疗，待心慌、手抖、失眠等症状缓解后再恢复正常的工作节奏。

第五节 家属的协助很重要

Q: 如何帮助甲亢患者?

甲亢患者容易脾气暴躁，易激惹，这是疾病导致的暂时性表现。曾接诊一位女性患者，平常对待同事态度和蔼，对家人温柔细心，但患了甲亢后常会不由自主地因工作对同事发脾气，对家人摆脸色，甚至大吵大闹。不了解情况的人可能会以“更年期”来嘲讽她，甚至在工作中被同事们孤立。此时作为知情人的家庭成员，应给予患者包容和关心，让患者感受到家庭温暖，使其情绪保持稳定。家人和朋友应尽量和患者多沟通，避免不愉快的事情发生，使患者增强战胜疾病的信心。在生活起居上也需要对其多加关心照顾，让患者多休息、少操心，为其营造一个良好、舒适的生活氛围。

如果患者是学生，可能会出现上课精神不集中、学习成绩下降等情况，这时老师和家长都不要对孩子发火，更不能打骂。家校之间要提前做好沟通，使患儿暂停高强度的体育活动，适当减轻学习任务，不要熬夜，保证其有充足的营养和睡眠。家长要提醒孩子坚持服药，等病情控制平稳了，再逐步恢复学习进度。

Q: 甲亢患者性情大变，家属应该怎么做?

甲亢患者甲状腺激素分泌会异常旺盛，身体新陈代谢会增加，往往表现得非常兴奋，或者说是非常亢奋，还会因为一丁点的小事情就情绪化，脾气相当暴躁。另外，部分患者因为突眼、甲状腺肿大导致面容外观改变，心情也会沮丧。此时，家属的关心、理解、包容、支持和陪护非常重要，患者的精神得到一定程度的放松，有利于患者建立对抗疾病的信心，从而使患者早日康复。

Q: 家属需要了解哪些看护技巧?

作为甲亢患者的家属，除了要敦促患者及早治疗、定期复诊，还应该重视在生活方面对患者的关心和照顾。

（1）甲亢早期患者处于代谢亢奋的状态，能量入不敷出，要多吃高热量的富含优质蛋白质的食物，以保证足够的营养摄入。

（2）甲亢会造成患者的精神神经系统异常，表现为暴躁易怒、敏感多疑、焦虑失眠等，患者会因为一点小事而与人发生争吵，情绪很容易冲动。对此家人应多给予理解和安慰，尽量避免让患者受到不良环境和恶性言语的刺激，以免导致甲亢病情的加重。

（3）提醒患者按医嘱服药，定期复诊。甲亢治疗疗程长，期间需要定期复查和调整药物剂量，不能随意停药或改变药量，否则会造成病情加重或久治不愈的不良后果，因此家人需要敦促患者定期复诊。

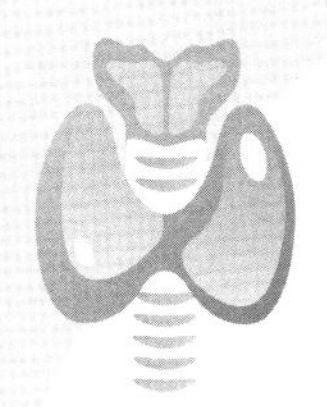

第六章

甲状腺炎

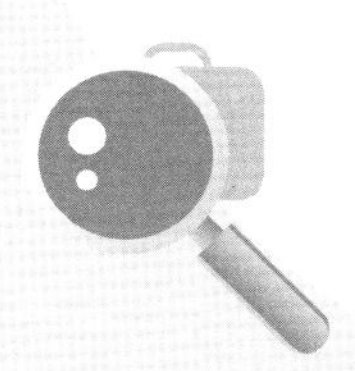

第一节 快速了解甲状腺炎

Q: 甲状腺炎有哪些类型?

甲状腺炎即发生在甲状腺的炎症，就是平时人们所说的“发炎”。炎症是机体对于刺激的一种防御反应，这种刺激有可能是病原体（如细菌、病毒），也有可能不是病原体（如化学性物质、物理性异物、变异的细胞、坏死的组织等）。炎症的主要表现是红、肿、热、痛及功能障碍。通常炎症对人体是有益的，可以保护人体不受外界病原体或异物的侵袭，但一些情况下炎症也是有害的，比如说对自身组织发动攻击时，叫作“自身免疫”。

甲状腺炎主要根据有无甲状腺疼痛分为有痛性的甲状腺炎和不伴有痛性的甲状腺炎。有痛性的甲状腺炎包括以下几种。

（1）感染性甲状腺炎：是一种急性的甲状腺炎，最常见的是病毒性甲状腺炎和细菌性甲状腺炎。比较严重的患者会出现甲状腺的脓肿。

（2）亚急性甲状腺炎：也叫亚急性肉芽肿性甲状腺炎，与急性甲状腺炎相比，起病相对较慢，病程持续时间相对较长。

（3）放射性甲状腺炎：通常出现在放射性碘治疗后，病程5～10天。

（4）外力引发的甲状腺炎：较为罕见，可见于各种原因造成的甲状腺受压，如触诊、穿刺等甲状腺操作，汽车安全带引起的创伤等，表现为短暂颈痛、压痛及短暂性甲状腺毒症。

不伴有痛性的甲状腺炎包括以下几种。

（1）无痛性甲状腺炎：又称为无症状性甲状腺炎，或甲亢自发缓解的淋巴细胞性甲状腺炎。

（2）产后甲状腺炎：发生于分娩后或自然/人工流产后1年内的女性，临床表现类似于无痛性甲状腺炎。

（3）药物性甲状腺炎：接受干扰素、白介素-2、胺碘酮、锂剂、酪氨酸激酶抑制剂（舒尼替尼、索拉非尼、伊马替尼和莫替沙尼）或免疫检查点抑制剂（纳武利尤单抗、帕博利珠单抗、西米普利单抗）等药物治疗的患者常因甲状腺破坏而出现甲状腺炎。

（4）桥本甲状腺炎：最常见的慢性自身免疫性甲状腺炎症。

（5）其他甲状腺炎：纤维性甲状腺炎、木样甲状腺炎、其他系统性疾病（如结节病、淀粉样变）引起的甲状腺炎等。

Q: 什么是桥本甲状腺炎?

桥本甲状腺炎（HT）又称桥本病，或慢性淋巴细胞性甲状腺炎、慢性自身免疫性甲状腺炎。桥本甲状腺炎是全球碘充足地区最常见的甲减原因。人群患病率在10%以上，女性尤其容易发病，且患病率会随着年龄的增加而升高。在桥本甲状腺炎患者中，自身免疫介导了甲状腺的破坏，几乎所有患者的血清中都有针对一种或多种甲状腺抗原的高浓度抗体（如甲状腺过氧化物酶抗体及甲状腺球蛋白抗体，即TPOAb及TgAb），病理检查可以发现甲状腺内有密集的弥漫性淋巴细胞浸润。部分患者有甲状腺肿形成。桥本甲状腺炎患者甲状腺功能呈逐渐衰退趋势，部分患者早期可出现一过性的甲状腺毒症。

感染、应激、类固醇激素、妊娠、碘摄入及放射暴露是桥本甲状腺炎已知的诱发因素。桥本甲状腺炎是一种慢性疾病，通常为终身性疾病。桥本甲状腺炎的一般病程是甲状腺功能逐渐丧失。在有轻度甲减（表现为 TSH 轻度升高并存在甲状腺抗体）的桥本甲状腺炎患者中，显性甲减每年发生率约为 5%。目前，桥本甲状腺炎没有公认的治愈方法。

Q: 桥本一过性甲亢是如何发生的?

虽然桥本甲状腺炎最常导致甲状腺功能减退，但有些患者会出现暂时性甲状腺过度活动（甲状腺毒症），这被称为桥本一过性甲亢。这可能与炎症破坏甲状腺滤泡上皮，储存的甲状腺素进入血液循环有关；也可能是甲状腺通过增生肿大而代偿的一个阶段。但这种甲亢只是暂时性的，患者甲亢恢复后几乎总是伴随着甲状腺功能减退症的发展。

Q: 得了桥本甲状腺炎是因为免疫力下降吗?

桥本甲状腺炎是一种自身免疫病，20% 以上的桥本甲状腺炎都合并其他免疫病。然而这种自身免疫病的发生并非是因为免疫力的下降。自身免疫病无关乎免疫力的强弱，而是免疫的对象出了问题。

免疫系统是我们人体防卫异常病原体、抗原等入侵最有效的武器，当人体受到有害物质（如病原体、肿瘤细胞等）的侵入时，它能发现并识别有害的东西，从而产生抗体，并通过各种免疫细胞清除异物，这是我们人体的一种保护机制。然而，有时候，免疫系统把我们人体自身的东西认为是坏的，桥本甲状腺炎就是免疫系统认为TPO是坏东西，并产生抗体，才有了桥本甲状腺炎的所有表现和结局。在这个层面上，桥本甲状腺炎患者刻意去增强免疫力，或者认为只要自己免疫力增强就能使桥本甲状腺炎缓解，这种观点是错误的。

Q: 桥本甲状腺炎容易发展成甲状腺癌吗?

甲状腺癌是女性中患病率增长最快的癌症，最常见的类型是乳头状癌。桥本甲状腺炎是甲状腺功能减退症最常见的病因，主要见于女性。当手术切除甲状腺癌时，桥本甲状腺炎的细胞变化通常见于甲状腺癌周围。关于甲状腺癌和桥本甲状腺炎之间的关系一直存在着长期的争论。

有些研究发现，桥本甲状腺炎患者患甲状腺癌的风险较高，桥本甲状腺炎患者中，伴甲状腺癌患者的TSH水平比伴结节性甲状腺肿患者高。在接受甲状腺激素替代治疗的患者中，甲状腺癌发生率均较低。然而，这些研究都存在一定缺陷，结论也缺乏一致性，还需要进一步的研究来证实。跟没有桥本甲状腺炎的患者相比，桥本甲状腺炎患者发生甲状腺癌的风险会略高，但这并不表示所有桥本甲状腺炎患者都会得甲状腺癌。

Q: 桥本甲状腺炎最终都会发展为甲减吗?

并非如此。总体来说，桥本甲状腺炎起病隐匿，进展缓慢，超过 2/3 患者的甲状腺功能长期都处于正常范围内，在剩下的患者中，由于甲状腺组织不断被破坏，最终倾向于甲减，其中近 2/3 是亚临床甲减，只有 1/3 是临床甲减。每年桥本甲状腺炎进展为显性甲减的发生率约为 5%。

Q: 什么是亚急性甲状腺炎?

亚急性甲状腺炎这一术语特指亚急性肉芽肿性甲状腺炎，简称为亚甲炎。该病的其他名称还有亚急性非化脓性甲状腺炎、巨细胞性甲状腺炎、痛性甲状腺炎。

亚甲炎通常发生于上呼吸道感染 2～8 周以后，被认为可能与病毒感染有关。病程早期出现颈部不适或疼痛，部分患者会有发热，并伴有甲亢症状，如心慌、出汗、体重减轻。少数患者颈部疼痛明显，甚至放射至上颈部、颌部、喉部、上胸部或耳部，咳嗽或转头时疼痛可加重。部分患者还可伴有甲状腺肿大。

亚甲炎病程可大致分为甲亢期、甲减期和恢复期三个阶段。甲亢期是由腺体实质破坏和甲状腺激素释放引起，绝大多数情况下，这种甲状腺功能异常不需要治疗。疲劳、不适、厌食和肌肉疼痛等症状较为常见，疼痛和发热能自然消退。甲减期并不是一定存在，永久性甲状腺功能减退是少见的。

恢复期后多数患者的甲状腺功能基本正常。

第二节 甲状腺炎的诊断依据

Q: 甲状腺炎常需要做哪些化验、检查?

甲状腺炎患者最常做的检查是甲状腺功能测定，尤其是血清 FT_4、FT_3 和 TSH。因为对甲状腺炎患者来说，最重要的目标是维持正常甲状腺功能。甲状腺相关抗体如 TPOAb、TgAb 和 TRAb，对明确甲状腺功能异常的病因非常重要。①如果患者出现甲状腺功能亢进的症状，但 TRAb 抗体是阴性的，提示患者可能不是由 GD 引起的甲亢。②如果患者化验提示甲状腺功能减退，同时出现 TPOAb 和 / 或 TgAb 阳性，提示因桥本甲状腺炎引起甲减的可能性大。③对于亚临床甲减患者或无痛性甲状腺炎或产后甲状腺炎患者来说，检测 TPOAb 和 TgAb 有助于预测其进展为永久性甲减的可能性。对于亚甲炎的患者，可以检测 C 反应蛋白（CRP）及红细胞沉降率（血沉）这些与炎症相关的指标，CRP 和血沉升高提示处于亚甲炎病程的活动期。

甲状腺炎还可以通过甲状腺彩超检查进行鉴别。桥本甲状腺炎超声可见弥漫性肿大，峡部增厚，呈弥漫性不均质回声。亚甲炎超声表现为甲状腺局部增大，可见片状低回声区，形状不规则，边界模糊。另外，鉴别甲亢及亚甲炎还可行甲状腺核素显像检查。

Q: 亚急性甲状腺炎为何要做核素显像检查?

亚急性甲状腺炎（亚甲炎）有时候与甲亢难以鉴别。部分亚甲炎患者没有发热，颈部疼痛也不明显，但出现了心慌、手抖、体重减轻的高代谢症状。一查甲状腺功能，血清甲状腺激素水平是升高的。这时候，确定患者是不是甲亢是非常重要的。因为甲亢是一种持续进展性疾病，需要接受抗甲状腺治疗，而亚甲炎是一种自限性疾病，甲亢表现是一过性的。如果给亚甲炎患者用了抗甲状腺药物，可能很快就会因“矫枉过正”而出现甲减。因此，在诊断的时候要把两种疾病分清楚。

TRAb检测和甲状腺核素显像检查是两种最常用的鉴别方法。TRAb是甲亢的特征性抗体，一般情况下，亚甲炎患者的这个抗体不会高。甲亢患者的甲状腺细胞不受控制地分泌甲状腺激素，甲状腺摄取核素的能力是增强的。亚甲炎患者甲亢期 FT_3、FT_4 升高是因为甲状腺细胞被破坏，大量甲状腺激素释放入血，甲状腺摄取核素的能力是减低的，又称为“酶碘分离”。因此，当甲状腺功能化验出现甲状腺激素水平升高时，甲状腺核素显像检查是鉴别甲亢和亚甲炎的一种证据。

Q: 如何诊断桥本甲状腺炎?

桥本甲状腺炎起病隐匿，进展缓慢，临床表现复杂多样。其早期症状不典型，仅TPOAb/TgAb阳性，进展过程中可出现甲状腺弥漫性肿大，部分患者表现为颈部压迫感或疼痛感，伴轻度吞咽困难及呼吸困难，多数患者因怀疑甲状腺肿、甲亢或甲减首诊。

桥本甲状腺炎最常见的症状为全身乏力，伴有咽部不适感，

10%～20% 的患者主诉嗓子发堵、脖子前面隐隐作痛、用手触摸时有轻微疼痛。随着甲状腺超声检查及甲状腺功能筛查的普及，越来越多的人因体检发现甲状腺肿大、甲状腺表面不平或彩超示甲状腺回声不均而诊断。绝大部分桥本甲状腺炎患者的甲状腺功能是正常的，少数患者可出现一过性甲亢，约有 1/4 一的患者会逐渐发展至甲减。

桥本甲状腺炎的化验检查特点：①血清 TPOAb/TgAb 滴度持续明显升高是桥本甲状腺炎患者的特征之一；②甲状腺激素水平可以正常，也可以不正常；③甲状腺超声示弥漫性低回声内出现短线状强回声并呈分隔状或网格状改变；④甲状腺摄碘率早期可以正常，甚至升高，随病情进展，摄碘率持续下降；⑤核素分布不均，呈不规则稀疏与浓聚区。

如果仍难以诊断，可进行病理检查。然而，获得病理标本的方法主要是手术切除和甲状腺穿刺。镜检示病变甲状腺组织中淋巴细胞和浆细胞呈弥散性浸润。然而，并不是每个患者都有条件或有必要去进行病理学诊断。

桥本甲状腺炎的治疗和常见疑惑

Q: 桥本甲亢需要治疗吗?

桥本甲状腺炎患者出现甲亢，最常见的原因是桥本甲状腺炎过程中因为甲状腺破坏出现的一过性甲亢。这种情况不需要治疗，因为这种甲亢之后常常会出现甲减，治疗这个时期的甲亢可能会导致药物性甲减的叠加，从而使甲减更难恢复。高代谢症状明显者可给予 β 受体阻滞剂对症处理。

有一部分桥本甲状腺炎患者可能同时合并了 GD，从而出现甲亢，这时应该以治疗 GD 为主，是需要进行抗甲亢治疗的。所以，桥本甲亢治疗与否的关键是鉴别有没有 GD，TRAb 检测或甲状腺核素显像、摄碘率等检查可以帮助进行鉴别。少数桥本甲状腺炎患者存在明显的甲状腺肿大，局部压迫症状明显，或合并可疑癌结节，这时可考虑行手术治疗，但要注意监测甲状腺功能，及时治疗后续可能发生的甲减。

Q: 得了桥本甲状腺炎该怎么治?

首先，得了桥本甲状腺炎应该放松心态。不少患者诊断桥本甲状腺炎后发现抗体很高，比正常值高出上百倍，不由得产生恐惧心理。事实上，抗体高本身只是用来诊断桥本甲状腺炎的，单纯抗体高对身体危害并不大。

其次，在生活中，桥本甲状腺炎患者应该保持碘平衡。大型流行病学研究显示，碘过量、碘缺乏都与桥本甲状腺炎的加重有关，因此不建议过量摄入高碘食物（如海带、紫菜等），但也不应该过度限制碘摄入，甚至完全忌碘（如不食用含碘盐或含碘食品）。

再次，定期检测就是最简单有效的管理方法。桥本甲状腺炎的患者如果甲状腺功能没有明显问题，则不需要药物治疗，这并不是放任不理，任其自由发展。有一部分桥本甲状腺炎患者可能会进展为甲减，通过定期检测甲状腺功能发现甲减，就能及时开始治疗了。

最后，如果桥本甲状腺炎患者出现了甲减，需要进行甲状腺素的补充。甲状腺素是人体正常分泌的激素，通过口服补充甲状腺素的方法，能够维持正常的甲状腺功能。

Q: 桥本甲状腺炎的抗体能消除吗?

目前针对桥本甲状腺炎尚没有确切有效的治疗方法，桥本抗体也很难彻底消除。部分患者发现自己的抗体时而升高时而正常，这是因为人体自身免疫性抗体的产生本身就容易出现波动。另外，硒补充、维生素 D 补充、中药治疗等方法可能短期内降低桥本相关的抗体，然而，这种降低多数是不持久的，并不能永久性消除桥本抗体。不过，尽管桥本抗体难以消除，但大多数桥本甲状腺炎患者都能维持甲状腺功能在正常或接近正常范围内，只有少数患者会发生功能异常，如甲状腺功能减退，通过定期检测甲状腺功能是能够及早发现的。

Q: 桥本甲状腺炎会遗传吗?

桥本甲状腺炎属于自身免疫性疾病的一种，与其他自身免疫病一样，具有一定的遗传倾向。有研究显示，有甲状腺疾病家族史的人，也就是父母及兄弟姐妹等近亲属患有甲状腺疾病者，桥本甲状腺炎的发生风险比其他人要高。但这并不表示有家族史的人一定会得桥本甲状腺炎。所以，如果家里有人患有桥本甲状腺炎，不需要过度紧张、焦虑，也不需要做过多的检查，建议按常规体检频率，每年复查一次甲状腺功能及相关抗体指标。

Q: 桥本甲状腺炎女性会影响生育吗?

桥本甲状腺炎本身并不影响女性受孕。当桥本甲状腺炎患者出现临床甲减但未接受治疗的时候，会有月经不规律、不易受孕的情况。服用适当剂量的替代性甲状腺激素可以使甲状腺功能恢复正常，帮助患者恢复月经周期。妊娠之后，如果孕妈妈患有甲减，不能满足胎儿发育所需要的甲状腺激素，这不仅会增加患者不良妊娠结局（如流产、早产、胎膜早破等）风险，还有可能会造成胎儿出生后智力评分及运动能力的下降。因此，备孕期及妊娠期的甲减应尽早治疗。

更多的情况是桥本甲状腺炎患者甲状腺功能没有明显异常。然而，也有研究发现，桥本甲状腺炎患者的抗体（如 TPOAb）高会增加不良妊娠结局，包括流产、早产、胎膜早破等，解释之一是 TPOAb 对甲状腺滤泡细胞有破坏作用，限制了妊娠期甲状腺的代偿功能。在妊娠期补充甲状腺素能减少因 TPOAb 增高而带来的不良妊娠结局，建议桥本甲状腺炎患者妊娠期进行甲状腺激素替代治疗时，将 TSH 控制在 2.5 mU/L 以下，以减少因 TPO 抗体升高所带来的风险。当甲功控制在妊娠期正常范围内时，服用 L–T_4 对孕妇及胎儿都没有损害。

Q: 桥本甲状腺炎患者需要吃无碘盐吗?

即使患有桥本甲状腺炎，日常生活中也要保持碘摄入的平衡。甲状腺使用碘来制造甲状腺激素，患有桥本甲状腺炎或其他类型自身免疫性甲状腺疾病者可能对过量碘的处理能力比较弱，若频繁摄入高碘食物如海带、海藻，可能会刺激甲状腺而导致甲状腺功能减退或加重病情。但也不能过度限制碘摄入或完全禁碘，因为我们的甲状腺激素合成需要使用碘作为原材料。

我们国内大部分的盐都是含碘盐，碘的添加标准因地区不同而略有差异，每千克盐中碘含量为 25～30mg。基本上，如果你一天吃 6 g 盐，摄入碘 150～180 μg，这是桥本甲状腺炎患者比较适合的碘摄入量。所以，如果桥本甲状腺炎患者正常吃含碘盐的话，是不需要额外补充碘的，也就是说，不需要通过额外摄入高碘食物如海带、紫菜等来补充更多的碘。另外，关于海产品类的食物，如新鲜的鱼虾及贝类，富含优质蛋白质，碘含量明显低于干制的海带、紫菜，桥本甲状腺炎患者是可以适量食用的。尤其是有孕妇和儿童的家庭，不要走入无碘盐的误区。

Q: 桥本甲状腺炎患者需要补硒吗?

硒是维持人体健康的关键营养素。它对甲状腺激素代谢、生殖和 DNA 合成至关重要，它还可以保护人体免受氧化应激等引起的感染和损伤。

硒是一种天然存在于一些食物中的矿物质，它也被作为膳食补充剂添加到一些食物中。人体不产生硒，所以唯一能获得硒的方法是通过食物和（或）补充剂。研究显示，人体内硒水平过高和过低都与疾病风险增加有关。

2016 年甲状腺权威杂志 *Thyroid* 的一项研究分析了补充硒对桥本甲状腺炎患者甲状腺抗体水平的影响。该研究评估了两组（一组接受甲状腺激素替代治疗，另一组作为新诊断患者未接受甲状腺激素替代治疗）桥本甲状腺炎患者在补硒 3 个月、6 个月和 12 个月时的 TPOAb 和 TgAb 水平。在接受甲状腺激素替代治疗的患者组，TPOAb 水平在补硒治疗 3 个月后显著降低，6 个月和 12 个月后继续下降；TgAb 水平在 12 个月后才下降。在未接受甲状腺激素替代治疗的患者组，TPOAb 和 TgAb 水平在补硒治疗 3 个月后下降，但 6 个月和 12 个月后没有下降。因此，目前桥本患者补硒治疗并没有被临床医生广泛接受。

Q: 得了桥本甲状腺炎需要多吃无麸质食物吗?

患有自身免疫性疾病（如乳糜泻）的人更容易患桥本甲状腺炎，而无麸质饮食又是乳糜泻患者所需要的，那么桥本甲状腺炎患者是否需要无麸质饮食呢？这是很多朋友经常咨询的问题。许多专家主张在自身免疫性疾病，特别是桥本甲状腺炎中采用无麸质饮食，其主要理论是麸质可以模仿外来入侵者（称为病原体）诱发免疫系统自我攻击，这一理论被称为“分子模拟”。然而目前没有证据表明无麸质饮食对桥本甲状腺炎有益，似乎只有患有乳糜泻者或麸质过敏者进行无麸质饮食才能获益。如果患者除了桥本甲状腺炎还合并其他自身免疫性疾病，可以考虑无麸质饮食，单纯桥本甲状腺炎并非是更换为无麸质饮食的理由。

第四节 亚急性甲状腺炎的治疗和生活调养

Q: 亚甲炎会反复发作吗?

绝大多数亚甲炎（亚急性甲状腺炎）是自愈的，通常 8～16 周甲状腺功能可完全恢复。一小部分患者在甲状腺功能好转后再次出现发热、颈部疼痛，并发现甲状腺功能异常，即为亚甲炎反复发作。尽管亚甲炎有可能反复，但依然是自愈性疾病，绝大多数患者不会遗留甲减。少部分合并桥本甲状腺炎的患者会出现甲状腺功能轻度或明显减退。

Q: 亚甲炎需要吃药治疗吗?

亚甲炎是不需要针对甲状腺进行药物治疗的。本病有自限性特点，症状轻者可适当休息，不用给予特殊处理。在疼痛、发热特别明显的时候可对症处理，给予适量的解热镇痛药，如布洛芬、对乙酰氨基酚、洛索洛芬。如果全身症状严重、持续高热、甲状腺肿大且疼痛剧烈、非甾体抗炎药物治疗无效，可以使用糖皮质激素缓解疼痛，减轻全身症状。然而，不论是用解热镇痛药，还是用糖皮质激素，都不能缩短亚甲炎的病程。应用糖皮质激素还有可能会出现停药困难或者停药后病情反复的情况。

亚甲炎处于甲亢期时，虽然甲状腺激素水平升高，但也不需要使用抗甲状腺药物（甲巯咪唑、丙基硫氧嘧啶等）来控制甲状腺功能。甲亢期出现的原因是腺体破坏，已生成的甲状腺素大量入血，如果这时服用抗甲状腺药物抑制甲状腺素合成，并不能立即减轻甲亢，反而增加了甲减风险。甲状腺毒症相关症状明显者可使用 β 受体阻滞剂，如普萘洛尔、比索洛尔或美托洛尔。

在甲状腺功能减退期，甲状腺功能减退明显且持续时间久者，可使用甲状腺激素替代治疗，但由于 TSH 降低不利于甲状腺细胞功能的恢复，故宜短期小剂量使用，定期随访，监测甲状腺功能。极少数永久性甲状腺功能减退者需甲状腺激素长期替代治疗。

Q: 如何帮助亚甲炎患者尽快好转？

亚甲炎患者容易出现焦虑情绪。使患者认识到亚甲炎是一种自愈性的疾病有助于其放松心态。在甲亢期，患者因为心慌、发热、疼痛等症状会产生恐惧，患者在持续发热的情况下更容易产生恐惧心理。因此，在充分排除感染、自身免疫性疾病等可能引起发热的情况下，可使用非甾体抗炎药物治疗，以减轻发热及发热相关的不适症状。颈部疼痛也会让患者产生恐惧和压抑的情绪，解热镇痛药也有助于缓解这些症状。如果患者有明显心慌、心悸、多汗，可使用 β 受体阻滞剂。如果患者出现失眠，可加用帮助睡眠的药物。

亚甲炎的自然病程为 3～6 个月，应用解热镇痛药、β 受体阻滞剂、糖皮质激素等均不能缩短病程，但可以控制住症状。注意休息、避免劳累、保证睡眠可以改善生活质量，促进机体的修复。

Q: 亚甲炎患者如何就诊和随访?

亚甲炎是一种自限性疾病，通常只需要对症治疗，随着时间的延长可以自行痊愈，很少遗留永久性甲减。亚甲炎的患者明确诊断后，每4～6周复查一次甲状腺功能，观察亚甲炎病程及甲状腺功能的恢复情况，直至经过甲亢期、甲减期及恢复期，甲状腺功能恢复至正常水平。在甲亢期，为鉴别甲状腺毒症发生的原因，可行促甲状腺素受体抗体测定或甲状腺显像检查，排除甲亢的可能性。红细胞沉降率、C反应蛋白及甲状腺球蛋白水平可反映甲状腺炎症及甲状腺破坏情况，在诊断及随访时也要进行复测，帮助预测甲状腺炎的病情及进展。

Q: 亚甲炎患者的日常生活有哪些注意事项?

亚甲炎患者日常生活中要注意休息、避免劳累、合理饮食、调整睡眠、保持良好的心态。

一开始在甲亢期的时候，甲状腺激素水平升高，患者处于高代谢状态，能量消耗增加，加之伴有不同程度的发热、疼痛，患者焦虑、紧张，精神差，食欲下降，这时应选择容易消化的食物，尽量补充优质蛋白质，保证身体获取足够的热量，尽快恢复体力。甲亢期注意减少海带、紫菜类高碘食物的摄入。

进入甲减期后，患者的体重容易增加，这时应适当控制饮食，避免油腻、高糖及高盐食物，防止体重增长过快。

亚甲炎进入恢复期后，甲状腺功能逐渐稳定在正常范围，患者可以恢复患病前的工作及生活状态。

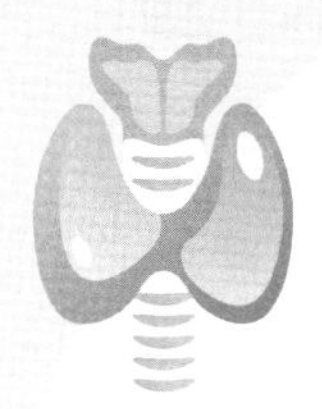

第七章

免疫检查点抑制剂的使用

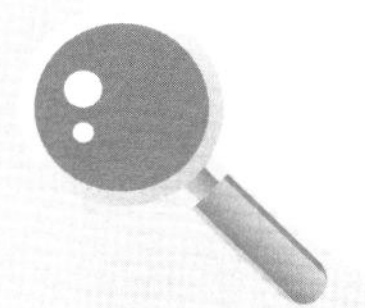

Q: 免疫检查点抑制剂相关的内分泌不良反应有哪些？

免疫检查点抑制剂（ICIs）是一类新型抗肿瘤药物，通过增强T细胞对肿瘤的免疫应答，达到抗肿瘤的目的，目前已获批用于多种肿瘤的治疗。ICIs在调控免疫应答杀伤肿瘤细胞的同时，过度活化的免疫细胞也会对机体产生免疫损伤，即免疫相关不良反应（irAEs）。这些不良反应会累及多个器官及系统，较常见的包括皮肤、结肠、肝脏、肺和内分泌系统等。

内分泌系统免疫相关不良反应主要包括甲状腺功能障碍、垂体炎、糖尿病、原发性肾上腺皮质功能不全、甲状旁腺功能减退等。在不同的研究结果里，接受ICIs治疗的患者中，约有10%可能出现各种程度的内分泌功能紊乱，以甲状腺功能障碍、垂体炎报道最多，肾上腺功能不全、糖尿病、甲状旁腺功能减退等其他内分泌疾病少见。早期识别和治疗相关不良反应对改善患者预后有重要意义。

Q: 如何早期识别免疫检查点抑制剂治疗期间发生的甲状腺功能异常？

甲状腺损伤是ICIs治疗最常见的内分泌相关免疫不良反应，常见于使用PD-1抑制剂治疗的患者。ICIs引起的甲状腺损伤多数无症状或症状较轻，有症状者多表现为甲状腺功能减退，症状包括疲劳、食欲减退、便秘、心动过缓等，也有部分患者首发症状为甲状腺毒症，表现为心悸、出汗、怕热、手足震颤、消瘦等，部分患者在经过短暂的甲状腺毒症期后转化为甲状腺功能减退。

由于 ICIs 诱导的甲状腺功能异常发病率较高且症状常不典型，建议在开始 ICIs 治疗前、治疗后 5～6 个周期内每次用药前都要检测甲状腺功能，若在治疗过程中出现甲状腺功能异常，应立即完善相关检查，明确诊断。ICIs 引起甲状腺毒症时，血清 TSH 降低，FT_4 或 FT_3 升高；引起原发性甲减时，TSH 升高，FT_4 或 FT_3 降低；如果血清 TSH 水平没有升高甚至低于正常范围，同时血清 FT_4 或 FT_3 降低，则需考虑中枢性甲减的可能性，需进一步评估垂体功能。其他相关检查还包括甲状腺相关抗体检测、甲状腺核素扫描或摄碘率、甲状腺超声等。

Q: 免疫检查点抑制剂影响甲状腺功能的机制是什么?

我们首先需要了解 ICIs 治疗肿瘤的机制。T 细胞作为最重要的免疫细胞，需要一系列信号的激活才能发挥免疫作用，而免疫检查点则是 T 细胞活化的共抑制信号，在 T 细胞被初步激活后，免疫检查点通过抑制 T 细胞的活化进行负向调节，防止过度的免疫反应。部分肿瘤细胞通过过度表达该类分子抑制人体免疫反应，逃避免疫监视和免疫攻击，促进肿瘤生长。ICIs 是针对免疫检查点的单克隆抗体，与其结合后促进体内 T 细胞的增殖活化，增强机体对肿瘤抗原的免疫反应，达到杀灭肿瘤细胞的效果。

但在这个过程中，ICIs 也会影响除肿瘤抗原外的其他抗原，导致机体正常组织自身免疫功能出现损害，免疫平衡被打破，引起正常器官和组织的损伤，又称为免疫相关不良反应。这一不良反应会影响内分泌、皮肤、呼吸、消化、肌肉骨骼、泌尿等各个系统。ICIs 相关甲状腺功能异常的机制仍不明确。临床研究发现，甲状腺损伤易发于女性，尤其是年纪较轻的女性，而且与患者的基础甲状腺疾病、TSH 水平、自身抗体滴度等因素相关。

Q: 免疫检查点抑制剂相关甲状腺毒症的处理和随访原则有哪些?

确诊 ICIs 相关内分泌不良反应后，应根据病情轻重程度对其进行分级，根据美国国家癌症研究所颁布的不良反应通用术语标准（CTCAE）分级，将 ICIs 相关不良反应分为 1～5 级（1 级＝轻度，2 级＝中度，3 级＝重度，4 级＝危及生命，5 级＝死亡）。

治疗时根据不良反应的分级和累及腺体的不同，给予相应的治疗，必要时停用 ICIs，也可根据情况再度启用 ICIs。通过化验甲状腺功能明确甲状腺毒症后，还需进一步行促甲状腺激素受体抗体（TRAb）检测、甲状腺核素扫描或摄碘率检查、甲状腺超声等，明确鉴别甲状腺功能亢进和破坏性甲状腺炎。

根据 CTCEA 分级，采取不同管理方式。无症状的甲状腺毒症患者，只需进行临床表现或甲状腺激素水平的观察，不需停用 ICIs，也暂不需要药物治疗。针对有症状的甲状腺毒症患者，在无禁忌证的情况下可使用 β 受体阻滞剂，如果确诊 GD，则根据《中国甲状腺功能亢进症和其他原因所致甲状腺毒症诊疗指南》（2022 年）进行抗甲状腺药物治疗。甲状腺毒症相关症状严重的患者，应暂停使用 ICIs，直至症状消失后再继续使用，如果症状严重到危及生命，则永久停用 ICIs。在 ICIs 治疗后发生甲状腺毒症的患者，推荐每 2～3 周复查一次甲状腺功能，之后根据甲状腺功能情况调整随访时间。控制目标设定为临床症状缓解，病情分级降至 1 级及以下。

Q: 免疫检查点抑制剂相关甲状腺功能减退的处理和随访原则有哪些?

与 ICIs 引起甲状腺毒症类似，在使用 ICIs 治疗的过程中，如果发生甲状腺功能减退，也应结合是否存在临床症状、症状严重程度、不良反应的等级评估是否需要暂停或终止 ICIs 治疗，治疗方案及方案的变更需要内分泌专家及肿瘤专家共同制订。

对于无临床症状的轻度甲状腺功能减退患者，可暂不予甲状腺相关药物治疗，观察临床症状的变化，定期复查甲状腺功能。

如果甲状腺功能减退有临床症状或血清 TSH ＞ 10 mU/L，应接受 L-T_4 替代治疗；TSH 水平在 5～10 mU/L，应结合临床症状和甲状腺相关抗体（如 TPOAb）水平来决定是否治疗。L-T_4 的推荐剂量为 1～1.6 μg/（kg·d），起始剂量为 25～50 μg/d，但需根据患者的年龄、并发症和生存预后进行调整。

根据患者病情及甲状腺功能减退的程度决定 ICIs 类药物是否需要暂停使用，症状严重到危及生命、需要紧急干预处理的，处理同甲减黏液性水肿昏迷处理原则，并需永久停用 ICIs。

发生甲状腺功能减退的患者需监测血清 TSH、FT_4、FT_3 水平，每 4～6 周复查一次以调整药物用量。由于 ICIs 相关甲状腺损伤发生的时间跨度大，可发生在开始治疗 1 周至停药后 2～3 年，且患者可无症状或症状无特异性，在随访期间应注意临床表现的变化，定期规律复诊。

Q: 停用免疫检查点抑制剂后甲状腺功能可以恢复正常吗?

ICIs 相关甲状腺功能异常可以是一过性或永久性的，需定期随访。ICIs 相关甲状腺毒症通常是由破坏性甲状腺炎导致的，多为轻度、自限性，多数在数周或数月内恢复正常，部分转变为甲状腺功能减退。而 ICIs 相关甲状腺功能减退半数损伤不可逆，需要终身治疗及随访，虽然需要长期激素替代治疗，但多数预后良好。

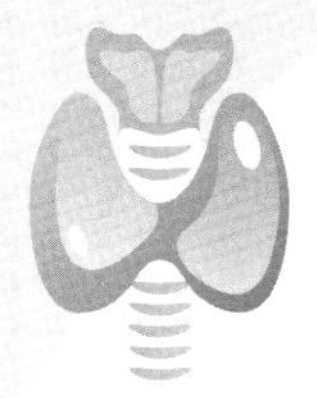

第八章

妊娠与甲状腺疾病

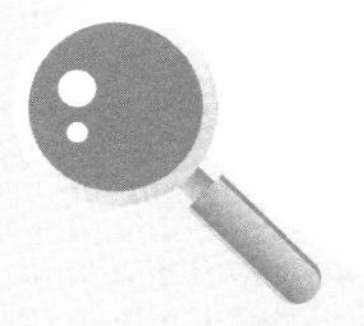

第一节 妊娠期常见的甲状腺疾病

Q: 围孕期为何要筛查甲状腺疾病?

甲状腺疾病是我国居民的常见病之一，据估计，目前我国有超过 2 亿的甲状腺疾病患者，包括甲亢、甲减、自身免疫性甲状腺炎、甲状腺肿、甲状腺结节及甲状腺癌等多个病种。然而，我国甲状腺疾病存在知晓率、就诊率和治疗率皆低的现状。甲状腺疾病在女性中的总体患病率高于男性，育龄期女性更是甲状腺疾病的好发人群。甲状腺疾病不仅增加了不孕不育的风险，母体甲状腺功能异常更是对妊娠结局和后代均有不良影响，所以应重视甲状腺的健康。

如果孕妈妈患有甲减，胎儿获得的甲状腺激素不足，会增加流产、停孕、早产、死产及低出生体重儿等风险。如果孕妈妈患有甲亢，不仅容易引起流产、早产及胎儿生长受限，还可能会诱发甲状腺危象、先兆子痫、心力衰竭、胎盘早剥、死胎及胎儿先天畸形等。另外，孕妈妈碘缺乏或碘摄入过量，不合理的碘营养，都会对优生优育造成不良影响，

建议有妊娠计划者备孕前常规完善甲状腺相关化验检查，及早发现、诊断、治疗甲状腺疾病，最大程度确保母婴健康。

Q: 甲状腺激素对胎儿有什么作用?

越来越多的研究证实，甲状腺激素在整个妊娠期间都是必需的，胎儿的生长发育需要足够的甲状腺激素。母体甲状腺激素在胎儿脑发育的前半期具有重要的作用，正常水平的甲状腺激素对胎儿脑组织神经元迁移和髓鞘形成至关重要，尤其是在妊娠前20周内。

如果备孕期间患有甲减或严重碘缺乏，甲状腺激素合成和分泌能力不足，可能会导致月经紊乱、不排卵、卵泡成熟障碍及肥胖等问题，从而造成不孕不育。即便成功受孕，如果胎儿无法从母亲那里获得足够的甲状腺激素，也可能会出现发育迟缓、智力缺陷等问题，轻者影响孩子的智商，重者孩子会出现智力低下、痴呆、步态不稳、听力障碍等，也就是俗称的呆小症。无论备孕期甲状腺筛查结果是否正常，都应在发现怀孕后尽早再次进行甲状腺疾病筛查，这是避免孕期甲状腺疾病对母儿造成危害的重要手段。

Q: 哪些女性是孕期甲状腺疾病的高危人群？

育龄期女性如果存在以下病史或危险因素，则有在妊娠期发生甲状腺疾病的可能性。

（1）曾有甲亢、甲减、甲状腺炎病史或家族史。

（2）曾有甲状腺手术史和 / 或碘治疗史或头颈部放射治疗史。

（3）伴有甲状腺功能异常的症状，如心悸、多汗、手抖、易饥、多食、消瘦等甲亢症状，或乏力、畏寒、肿胀、皮肤干燥等甲减症状。

（4）表现出甲状腺疾病相关的体征，如脖子粗或甲状腺肿大、眼球突出、下肢黏液性水肿。

（5）患有自身免疫性甲状腺病（AITD）或甲状腺自身抗体阳性。

（6）合并其他自身免疫病，如1型糖尿病、白癜风、肾上腺功能减退症、甲状旁腺功能减退症、萎缩性胃炎、恶性贫血、系统性硬化症、系统性红斑狼疮、干燥综合征等。

（7）有不良孕产史者、早产史、不孕史、多次妊娠者。

（8）年龄＞30岁，伴肥胖及相关代谢性疾病者。

（9）使用胺碘酮或锂制剂，或近期有碘造影剂暴露者。

（10）居住在中度和重度碘缺乏地区的人群。

Q: 妊娠期甲状腺毒症的病因有哪些?

育龄期女性是甲亢的高发人群，孕妈妈若出现心悸、焦虑、多汗、体重下降等高代谢症状，尤其化验提示甲状腺激素水平升高时，应警惕甲亢的可能性。甲亢的患病率约为1.0%，包括临床甲亢和亚临床甲亢，常见类型是GD甲亢，可能发生于妊娠前，也可能是怀孕后新发的甲亢。另一种引起高代谢表现的情况是妊娠期一过性甲状腺毒症（GTT），有近10%的孕妇在妊娠早期会出现类似甲亢的症状。其他少见的原因有自主性高功能性甲状腺腺瘤、结节性甲状腺肿、甲状腺破坏及外源性甲状腺激素应用过量等。

如果孕早期出现甲状腺毒症，应重点鉴别GTT和GD甲亢。前者与hCG产生增多、过度刺激甲状腺产生激素有关，是一过性的，妊娠早期之后，随着 hCG 分泌减少，对 TSH 分泌的抑制作用减弱，甲状腺毒症可逐渐缓解，这种情况下无须行抗甲状腺治疗。GD 甲亢常伴有弥漫性甲状腺肿大，甲状腺相关化验指标中，除了甲状腺激素水平升高和 TSH 反馈性下降，抗体指标 TRAb 通常为阳性。怀疑 GD 甲亢的患者应就诊于内分泌科，完善相关的化验检查，结合甲亢严重程度及妊娠阶段（早期还是中晚期），决定是否进行抗甲状腺药物治疗，并选择适合的抗甲状腺药物种类和剂量。

Q: 什么是妊娠期一过性甲状腺毒症?

在孕早期产检时，孕妈妈们经常会发现，在备孕期化验的甲状腺功能指标原本都是正常的，现在突然就变得很不正常了，医生在解读这些化验单时，如果不详细地询问病史和分析原因，也容易发生误诊误治的情况。

有过孕育经历的人都知道，早期为了确认妊娠，会测定胎盘分泌的 hCG，俗称“翻倍”激素，这一激素在孕 8～10 周达到高峰水平，为 30 000～100 000 IU/L 甚或更高。hCG 的结构中有一个 α 亚单位与 TSH 相似，可以起到刺激甲状腺分泌激素的作用，升高的甲状腺激素经垂体 - 甲状腺轴的负反馈作用，抑制 TSH 分泌。大体而言，hCG 每增高 10 000 IU/L，TSH 降低 0.1 mU/L。随着血清 hCG 水平升高及达峰，TSH 水平在孕 10～12 周降至最低点，近 20% 的孕妇 TSH 可以降至 0.1 mU/L 以下。

这一现象发生在妊娠前半期，呈一过性，与 hCG 产生增多、过度刺激甲状腺产生激素有关，称为妊娠期一过性甲状腺毒症

（GTT）。虽然 GTT 持续时间较短，但由于高甲状腺激素水平的作用，孕妇会出现心悸、焦虑、多汗等高代谢症状，甚至合并妊娠剧吐，体重较孕前下降。GTT 无须行抗甲状腺药物治疗，一般在孕 14～18 周血清甲状腺素水平可以恢复正常。

Q: 妊娠剧吐与甲状腺有关吗?

在妊娠早期，部分孕妇出现剧烈恶心、呕吐，体重下降 5% 以上，严重时出现脱水和酮症，又称为妊娠剧吐。孕吐多始于妊娠 4～8 周，于妊娠 12 周左右渐好转，少数持续至妊娠 18 周。妊娠剧吐发生的原因尚不完全明确，在妊娠早期，hCG 浓度随着孕周的增加成倍递增，到孕 8～10 周达到高峰。hCG 与 TSH 有相同的 α 亚单位、相似的 β 亚单位和受体亚单位，对甲状腺细胞 TSH 受体有轻度的刺激作用，表现为 TSH 水平减低、FT_4 或 FT_3 增高，即 GTT。临床可表现为类似甲亢的症状，症状的严重程度与 hCG 升高水平相关，但无突眼或甲状腺肿，甲状腺自身抗体多数是呈阴性的。

临床观察到，30%～60% 的妊娠剧吐者发生 GTT，多数病例仅需对症处理。当妊娠剧吐明显时，需要控制呕吐，以支持疗法为主，纠正脱水、维持水电解质平衡。一般不主张给予抗甲状腺药物治疗，至妊娠 14～18 周，血清甲状腺素水平多可恢复正常。当 GTT 与 GD 甲亢鉴别困难时，如果甲亢症状明显及 FT_4、FT_3 升高明显，可以短期使用抗甲状腺药物（如丙基硫氧嘧啶，缩写为 PTU）。否则，可以密切观察，每 1～2 周复查一次甲状腺功能指标。

Q: 什么是妊娠期低 T_4 血症?

在妊娠期，如果血清 FT_4 水平低于妊娠期特异性参考范围下限但血清 TSH 正常，可诊断为低甲状腺素血症，又称为单纯低 T_4 血症。从生理学上讲，孕早期 T_4 水平升高，孕中期和晚期呈逐渐下降趋势，但不同个体间 T_4 变化的幅度差异较大。目前，有关低 T_4 血症与不良妊娠结局的研究较少，低 T_4 血症是否对胎儿发育有不良影响也尚有争议。近年有研究显示，妊娠早期 T_4 水平降低可能会影响子代智力发育，子代语言发育迟缓、运动能力下降、孤独症、注意缺陷多动障碍的风险增加，孕妈妈发生妊娠期糖尿病的风险增加。

针对妊娠期低 T_4 血症是否需要治疗的问题，目前尚没有明确答案，采用 L–T_4 干预单纯低 T_4 血症能改善不良妊娠结局和子代神经智力发育的证据不足。欧洲甲状腺协会（ETA）推荐，在孕早期发现的单纯低 T_4 血症应给予 L–T_4 治疗，而在孕中、晚期发现者可不予治疗；美国甲状腺协会（ATA）不推荐对单纯低 T_4 血症进行 L–T_4 治疗。我国《妊娠和产后甲状腺疾病诊治指南（第 2 版）》既不推荐也不反对在妊娠早期给予 L–T_4 治疗，建议查找低 T_4 血症的原因，如铁缺乏、贫血、碘缺乏或碘过量等，尽早对因治疗，避免长期食用无碘盐或大量补充碘剂等生活误区。

Q: 孕妈妈甲减对胎儿有哪些不良影响?

在孕 12 周之前，胎儿的器官发育还不健全，甲状腺功能还未建立，所需要的甲状腺激素依赖于孕妈妈供应，如果孕妈妈患有甲减或原有甲减未纠正，不能为胎儿提供充足的甲状腺激素，将会影响胎儿的生长发育，增加早产、流产、低出生体重儿、死胎等风险的发生概率。由于甲状腺激素缺乏会影响子代的神经智力发育，新生儿可能会出现智力低下、痴呆、步态不稳、听力障碍等，也就是俗称的呆小症。这些损害是不可逆的，即使出生后补充上了甲状腺激素，新生儿的甲状腺功能正常了，但也无法挽回已造成的损害。

另有研究显示，与孕期甲状腺功能正常者相比，如果孕妈妈的临床甲减没有获得充分治疗，其子女的智商（IQ）降低，运动能力、语言能力及注意力也会受到影响。因此，在备孕期和孕早期进行甲状腺相关疾病的筛查，早期发现并纠正甲减，对优生优育具有重要意义。

Q: 孕妈妈甲亢或甲减会遗传给宝宝吗?

备孕女性已患有的甲亢和妊娠期新诊断的甲亢，多数为 GD 所导致。患有甲减或亚临床甲减的妊娠女性，多数系 TPOAb 或 TgAb 阳性的自身免疫性甲状腺炎（如桥本甲状腺炎）所致的甲状腺激素合成不足。无论是 GD 还是桥本甲状腺炎，其发病机制均未完全明确。对这些孕妈妈及其后代而言，GD 和桥本甲状腺炎可能会存在一定的家族聚集倾向，但这并不代表子女一定会患上甲状腺疾病。

一般认为，GD 和桥本甲状腺炎这些疾病是在遗传、免疫及环境因素共同作用下发生的，遗传因素只是致病因素之一。随着全国范围内卫生及健康保障政策的逐步健全和完备，从全生命周期的最早期即开启甲状腺疾病防治，可最大限度地降低甲状腺疾病的不良影响。

Q: 什么是产后甲状腺炎？

产后甲状腺炎（PPT）是指孕前甲状腺功能正常的女性在产后 1 年内发生的甲状腺功能异常，是自身免疫性甲状腺炎的一个类型。在分娩后的产妇中，PPT 的患病率约为 8%，在伴有其他免疫性疾病的患者中，如桥本甲状腺炎、1 型糖尿病、系统性红斑狼疮患者，PPT 的发生风险增加，这可能与妊娠后期相对抑制的母体免疫系统在产后出现反跳有一定的关系。既往发生过 PPT 的患者，再次分娩后患上 PPT 的可能性也增加。过量碘摄入可能也是 PPT 发生的危险因素之一。

典型 PPT 患者的病程会经历 3 个阶段：甲状腺毒症期、甲减期和恢复期。甲状腺毒症期通常发生在产后的 2～6 个月，由于甲状腺组织被破坏，甲状腺激素大量释放进入血液循环，患者可出现心悸、多汗、乏力等高代谢症状，甲状腺功能化验提示甲状腺激素水平升高。PPT 的甲状腺毒症可自行缓解，之后进入甲减期，通常出现在产后 3～12 个月。再之后，PPT 进入恢复期，甲状腺功能恢复至正常范围，有 10%～20% 的 PPT 患者甲状腺功能无法恢复而转归为永久性甲减。

第二节 妊娠期甲状腺疾病的识别

Q: 妊娠期甲状腺疾病应做哪些化验检查?

甲状腺疾病是我国育龄期女性的常见疾病之一，涉及甲亢、甲减、甲状腺炎、甲状腺结节、甲状腺癌等多种病症。甲状腺激素分泌过多或不足均会对母胎造成严重的不良影响，持续存在的甲状腺相关抗体也是增加妊娠期间多种不良结局风险的危险因素。鉴于甲状腺相关疾病的治疗手段相对安全和有效，早期筛查和防治的成本效益良好。根据我国国情，建议有条件的医院和妇幼保健部门对妊娠早期女性开展甲状腺疾病筛查。筛查指标至少应包括血清 TSH、FT_4 及 TPOAb，筛查时机选择在妊娠 8 周以前，最好能在妊娠前进行筛查，做好孕前准备。

Q: 孕妇甲状腺功能的参考范围与普通成人一样吗?

在孕育宝宝的过程中，孕妇体内的多种激素都发生了很大变化。在孕期增加的雌激素的刺激下，肝脏甲状腺素结合球蛋白（TBG）的产生增加而清除减少，TBG 增加使 TT_4（总甲状腺素）的浓度增加。TT_4 从孕 7 周开始逐渐升高，孕 16 周达到最高，约升高 50%。再如，妊娠早期胎盘分泌的 hCG 增加，hCG

所含 α 亚单位具有刺激甲状腺的作用，使 T_4 水平升高，进而抑制 TSH 分泌，孕早期血清 TSH 水平可降低 20%～30%。

由于受妊娠期多种生理性因素的影响，如激素分泌变化，TBG 水平升高，人血白蛋白浓度下降，血液稀释，尿排泄率增加，碘营养状态及检测方法存在差异，妊娠期女性甲状腺功能的参考范围与非孕期成人不同，从妊娠早期至晚期，不同孕期的甲状腺激素水平也呈现特定的妊娠期生理性变化。因此，要建立方法特异和妊娠期（早、中、晚期）特异的血清甲状腺功能指标参考范围。

依据美国临床生化学会（NACB）的标准，建议选择碘营养充足、单胎妊娠的正常女性用于制定参考范围：

——样本量不少于 120 例；

——排除甲状腺相关抗体阳性个体；

——排除有甲状腺疾病史或家族史者；

——排除有甲状腺肿大体征的个体；

——排除影响甲状腺激素合成或分泌的药物使用者。

通过测定上述正常妊娠女性的 TSH 和甲状腺素水平建立妊娠期参考范围。基于我国多项研究的结果显示，与普通人群参考范围相比，妊娠早期 TSH 上限下降约 22%，与 4.0 mU/L 相近；TSH 下限下降约 85%，TSH 低至 0.1 mU/L 甚至以下。

Q: 妊娠期甲状腺激素水平为何会升高?

在孕期建档立卡时，会常规行甲状腺功能化验，孕妈妈在拿到化验单时，经常会看到 T_4 那项指标超出了正常范围高限，顿时感到非常紧张，担心自己患上了甲状腺疾病，影响宝宝的正常孕育。其实，孕期女性在雌激素的刺激下，肝脏 TBG 产生增加，但清除率却相对下降。TBG 与甲状腺素的结合增多了，使得血清 TT_4 浓度增加。

这种现象从孕 6～8 周开始，约至孕 20 周达到顶峰，TT_4 可较基础值增加 1.5～2 倍，一直持续到分娩，产后逐渐降至正常范围。因此，在孕早期发现甲状腺激素水平高于正常上限时，不要急于进行抗甲状腺药物治疗，可以 2～4 周复查甲状腺功能，观察心率及体重的变化，同时完善促甲状腺激素受体抗体（TRAb）及甲状腺超声等检查，与常见的甲亢进行鉴别，明确诊断后再决定是否行后续治疗。

Q: 妊娠期临床甲减的诊断标准是什么？

由于妊娠期甲状腺及其他器官系统的生理性变化，在判断妊娠期女性甲状腺功能状态时，应参考本地区建立的妊娠期特异的血清甲状腺指标参考范围。妊娠期临床甲减诊断标准为 TSH ＞妊娠期参考范围的上限，且 FT_4 ＜妊娠期参考范围的下限。如果就诊医院没有建立 TSH 妊娠期特异性参考范围，妊娠早期 TSH 上限的切点值可以通过两个方法得到：一是普通人群 TSH 参考范围上限下降 22% 得到的数值，二是采用 TSH 4.0 mU/L 作为切点，简单方便且容易与患者进行沟通，是临床常用的孕期甲状腺功能判断标准。

Q: 妊娠期甲状腺自身抗体阳性有何影响？

在育龄期女性中，自身免疫性甲状腺抗体如 TPOAb 或 TgAb 的阳性率为 2%～17%。这些自身免疫性抗体的存在对甲状腺有一定的破坏作用，在妊娠期甲状腺激素需求增加的情况下，已经受到自身免疫损伤的甲状腺不能产生足够的甲状腺激素，就有可能出现亚临床甲减或临床甲减。有研究显示，伴有 TPOAb 或 TgAb 阳性的孕妇，妊娠早期时因 FT_4 和 TSH 对 hCG 的反应性下降，FT_4 升高和 TSH 下降幅度相对减弱；妊娠晚期时甲状腺进一步失代偿而加重甲减的发生。因此，应加强自身免疫性甲状腺抗体阳性者的孕期甲状腺功能监测，每 4～6 周检测 1 次，如果发现 TSH 升高超过了妊娠期特异性参考范围，应该及时给予 $L-T_4$ 替代治疗。尤其是那些既往流产原因不明者，权衡利弊，在妊娠早期可以考虑应用 $L-T_4$。此外，TPOAb 虽然可以通过胎盘，脐带血 TPOAb 水平与妊娠晚期母体 TPOAb 浓度有相关性，但母体 TPOAb 或 TgAb 阳性与胎儿的甲状腺功能障碍无明显相关性。

目前，《妊娠和产后甲状腺疾病诊治指南（第 2 版）》中推荐，如果 TSH ＞妊娠期特异性参考范围上限（或 4.0 mU/L），无论 TPOAb 是否阳性，均应行 $L-T_4$ 治疗；如果 TSH ＞ 2.5 mU/L 且低于上限（或 4.0 mU/L），伴 TPOAb 阳性，可考虑 $L-T_4$ 治疗；如果 TSH ＞ 2.5 mU/L 且低于上限（或 4.0 mU/L），TPOAb 阴性，则不推荐 $L-T_4$ 治疗；如果 TSH ＜ 2.5 mU/L 且高于妊娠期特异性参考范围下限（或 0.1 mU/L），不推荐 $L-T_4$ 治疗，其中 TPOAb 阳性者应定期监测 TSH，TPOAb 阴性者无须监测。

第二节 妊娠期甲状腺疾病患者的治疗选择

Q: 妊娠期女性如何选择甲亢治疗药物?

如甲亢章节所述，常用的抗甲状腺药物有 2 种：甲巯咪唑（MMI）和丙基硫氧嘧啶（PTU）。如果孕妈妈在妊娠期间甲亢控制不良，除了甲状腺激素过多对母胎造成的不良影响以外，MMI 和 PTU 都有导致胎儿发育畸形的报告，孕 6～10 周是抗甲状腺药物导致出生缺陷的危险窗口期。

MMI 主要引起胎儿皮肤发育不全和 MMI 相关的胚胎病，如鼻后孔闭锁、食管闭锁、颜面畸形等。PTU 相关畸形发生率与 MMI 相当，只是致畸谱的程度较轻，但 PTU 引起肝损伤的可能性大于 MMI。所以在妊娠前和妊娠早期应优先选择 PTU，孕期其他时间段优选使用 MMI。

鉴于此，正在接受甲亢药物治疗的女性，一旦确定妊娠，应立即化验甲状腺功能和TRAb，根据患者病史、甲状腺肿大程度、疗程、孕前药物剂量、FT_4 水平、TRAb 滴度和其他临床因素，决定是否停药、换药或进行药物剂量调整。

有些甲亢患者在抗甲状腺药物治疗的过程中同时服用 L-T_4，这种联合用药在妊娠期应尽量避免。抗甲状腺药物与 L-T_4 相比，抗甲状腺药物较易通过胎盘，两者联用则势必会增加抗甲状腺药物的剂量，这在妊娠后半期将导致胎儿甲状腺肿及甲减。有一种例外是，如果妊娠女性既往行甲状腺手术或碘治疗后甲状腺功能减退，但 TRAb 水平仍高，抗体通过胎盘导致了胎儿甲亢，此时可应用 MMI 或 PTU 治疗胎儿甲亢，而用 L-T_4 维持母体的甲状腺功能正常。

Q: 妊娠期甲亢的控制目标是什么？

在妊娠期间，来自孕妈妈的甲状腺激素、抗甲状腺药物和甲状腺相关抗体均可以通过胎盘屏障，当妊娠至 20 周，胎儿的甲状腺具备自主功能后，其可能会作用到胎儿甲状腺而造成不良影响。因此，妊娠女性甲亢的控制目标是使用最小有效剂量的甲亢治疗药物，实现孕妈妈的血清 FT_4 或 TT_4 水平接近或轻度高于参考范围上限。

同时，加强妊娠期甲亢相关指标的监测：在妊娠早期每 1～2 周检测 1 次，及时调整甲亢治疗药物用量，避免过度治疗，以减少胎儿甲状腺肿及甲减的可能性；妊娠中晚期每 2～4 周检测 1 次，达到目标值后每 4～6 周检测 1 次。从自然病程看，GD 甲亢在妊娠早期可能复发或加重，孕中晚期孕妈妈对胎儿免疫妥协，甲状腺功能逐渐改善，甲亢治疗药物剂量逐渐减少，在孕晚期有 20%～30% 患者可以停药。

另外，由于 TRAb 抗体可通过胎盘进而导致胎儿甲亢，产后新生儿清除来自母体的甲亢治疗药物比 TRAb 迅速，因此新生儿也可发生甲亢。如果患有甲亢的孕妈妈 TRAb 水平较高，则甲亢治疗药物需持续应用到分娩及产后，多学科合作应对胎儿及新生儿做好随访：密切监测胎儿心率，超声检查胎儿的甲状腺体积、生长发育情况、羊水量等；对具有甲亢高危因素的新生儿，应密切监测其甲状腺功能的变化趋势。

Q: 妊娠期甲亢患者能否行碘治疗或手术治疗?

孕妈妈服用的放射性碘能够穿过胎盘，在妊娠早期胚胎或胎儿接触放射性碘会增加致畸及其他损伤的可能性，胎儿已发育的甲状腺也能够摄取放射性碘，这会造成胎儿甲状腺的腺体破坏而导致甲状腺功能低下。因此，妊娠期妇女甲亢是禁止使用放射性碘治疗的。

在妊娠期间的甲亢，原则上也不建议采取手术治疗，如果确实需要，需做好适应证的选择：①对抗甲状腺药物过敏或存在药物禁忌证；②需要大剂量抗甲状腺药物才能控制甲亢；③患者不依从药物治疗。手术的最佳时间是妊娠中期，术前及术后应密切监测甲状腺功能和 TRAb 水平，尽快将甲状腺功能调整至目标范围内，同时评估可能导致胎儿发生甲亢的潜在危险性。

Q: 妊娠期亚临床甲减需要治疗吗?

妊娠期亚临床甲减（SCH）是指妊娠女性血清 TSH 水平高于妊娠期特异性参考范围上限，而 FT_4 水平尚在妊娠期特异性参考范围内。有多项研究显示，孕妇 TSH 超过妊娠期特异性参考范围上限时，即使是处于亚临床甲减状态，TSH 升高程度与子代智力发育损伤也是有相关性的，可能会影响其子女的智力发育指数（MDI）和精神运动发育指数（PDI），出现运动、语言和注意力发育迟缓。亚临床甲减也会增加不良妊娠结局的发生风险，如流产、胎盘早剥、子痫前期、胎膜早破、新生儿死亡。

尽管对亚临床甲减状态妊娠女性行 $L\text{-}T_4$ 干预的研究还比较有限，但总体来说，亚临床甲减孕妇可从治疗中获益，特别是那些合并有 TPOAb 或 TgAb 阳性者，有不良孕产史、大龄妊娠或体型偏胖者，预期甲状腺功能的自我调控能力不足，早期接受 $L\text{-}T_4$ 干预可降低流产率。而且，妊娠期女性接受 $L\text{-}T_4$ 治疗不会危害胎儿的发育，也不需要对胎儿采取额外的监测措施。因此，对那些在备孕期和孕早期发现亚临床甲减的女性，建议及时启用甲状腺激素干预治疗。

Q: 妊娠期女性如何选择甲减治疗药物?

孕早期胎儿发育的关键阶段主要依赖孕妈妈供应甲状腺激素。胎儿脑组织中大部分的 T_3 是由母体 T_4 转化而来的，所以孕期甲减治疗 $L\text{-}T_4$，而不建议使用同时包含 T_3 和 T_4 的干甲状腺片治疗。

由于孕妈妈所服用的 $L\text{-}T_4$ 要同时满足母子两人的需求，且随孕周增大，对甲状腺素的需求量呈增加趋势，与非孕期甲减的 $L\text{-}T_4$ 替代剂量相比，孕期甲减的起始剂量和完全替代剂量都相对较大。

孕期甲减 $L\text{-}T_4$ 起始剂量为 50～100 μg/d，可根据患者的耐受程度增加剂量以尽快达标。①合并心脏疾病的孕妈妈需缓慢增加剂量，孕期甲减 $L\text{-}T_4$ 完全替代剂量为 2.0～2.4 μg/（kg·d）。

②严重甲减患者可在开始治疗的数天内给予双倍 L-T_4 剂量，使血液中的甲状腺素循环池尽快恢复到正常水平，一种简单的方法是每周额外增加 2 天的剂量；另一个方法是将原用 L-T_4 剂量每天增加 20%～30%。

Q: 妊娠期甲减的控制目标是什么？

备孕期或孕期一旦诊断甲减，应尽快启动替代治疗，尽早将甲状腺功能控制到目标范围。孕期甲减的治疗目标是将 TSH 控制在妊娠期特异性参考范围的下 1/2 区间。如果就诊医院没有本地区建立的妊娠期特异性血清 TSH 参考范围，则可将血清 TSH 控制目标设定在 2.5 mU/L 以下。

在妊娠早期，根据甲减的程度每 2～4 周化验甲状腺功能，根据 TSH 控制目标，调整 L-T_4 剂量。妊娠中期血清 TSH 水平稳定后可每 4～6 周复查甲状腺功能。孕晚期在妊娠 32 周左右至少应化验一次甲状腺功能，初步预测产后 L-T_4 剂量调整的幅度。

无论是既往患有甲减或妊娠期首次发现的甲减，孕期对甲状腺激素需求量都呈增加的趋势，因此，孕期 L-T_4 的用量通常要比孕前大。在分娩之后，一般建议：①那些孕前已患甲减且服用 L-T_4 者，产后可恢复至孕前剂量；②那些孕早期开始服用 L-T_4 者，分娩后可按非妊娠状态给予常规药量；③那些甲减程度轻和 L-T_4 用量小的患者，产后可停药观察。产后 6 周再次复查甲状腺功能，以进一步调整 L-T_4 的用量。另外，近半数有桥本甲状腺炎病史的患者，在产后对 L-T_4 的需求量高于孕前，这可能是与分娩后自身免疫性甲状腺功能障碍发生恶化有关。

Q: 妊娠期发现甲状腺结节该怎么办?

甲状腺结节是常见的甲状腺疾病，尤其在女性人群中，随年龄增长，高达20%～80%的人群都患有甲状腺结节。在育龄期女性人群中，甲状腺结节的患病率随妊娠次数的增加而增加，妊娠过程与新发甲状腺结节和结节增大也有一定的相关性。

如果在妊娠期发现了甲状腺结节，应详细询问病史，如有无恶性肿瘤的家族史，有无头颈部放射治疗史或电离辐射暴露史等，进行详细的体格检查，尤其是甲状腺和颈部的触诊。超声检查是安全又方便的甲状腺结节筛查及评估方法，可为是否进行结节细针穿刺活检（FNA）细胞学检查提供依据，FNA是妊娠期任何时段都可以进行的一项较为安全的诊断方法。妊娠期间禁用甲状腺核素扫描检查，因为放射性碘容易穿过胎盘破坏胎儿甲状腺，并可能对胎儿全身造成辐射性损伤。

Q: 妊娠期间可以做甲状腺癌手术吗?

在妊娠期发现的甲状腺可疑结节，可以先根据结节的超声特征决定是否需要做FNA。在行FNA之前，参考甲状腺功能和甲状腺相关抗体的测定，鉴别是否存在自主性高功能性甲状腺腺瘤的可能性，同时完善肿瘤标志物，如癌胚抗原和血清降钙素的常规检测。如果超声评估甲状腺结节良性的可能性相对较大，FNA可以推迟至产后进行。如果FNA检查提示结节为良性，妊娠期不需要对结节进行特殊的监测和处理。

甲状腺乳头状癌为最常见的分化型甲状腺癌，如果FNA检查提示结节为甲状腺乳头状癌，应每3个月复查甲状腺超声，监测肿瘤的增长速度。若至妊娠中晚期结节仍然保持稳定，手术可以推迟到产后进行，在此期间，可适量给予 L-T_4 治疗，将血清 TSH 水平控制在 0.3～2.0 mU/L，以起到抑制结节增生的作用。若结节在妊娠中晚期呈持续增大趋势（体积增加 50%，直径增加 20%），或可疑发生淋巴结转移，则推荐手术治疗。在妊娠期间初次诊断甲状腺髓样癌或未分化甲状腺癌，若治疗延迟很有可能导致不良结局，在评估相关的临床因素后，应选择行手术治疗。

手术时机应选择在妊娠中期的后期，此时手术治疗对母亲和胎儿造成的风险相对小。在妊娠早期手术，麻醉会影响胎儿器官形成，增加流产的风险。在妊娠晚期行手术治疗，易引发早产。因此，甲状腺手术应在妊娠第 4～6 个月进行，以减少母胎并发症的发生。

Q: 甲状腺疾病患者如何做好妊娠期自我管理?

育龄期女性是甲状腺疾病的好发人群，在妊娠期可能会面临甲亢、甲减、桥本甲状腺炎、甲状腺结节及甲状腺手术等问题，所以孕妈妈们要和医生相互配合，做好妊娠期间的甲状腺疾病监测和管理。

如果孕前已确诊为临床甲减或亚临床甲减，正在服用 L-T_4 治疗中，发现怀孕后应尽快再复查一次甲状腺功能，以对药物剂量做出调整，千万不能自行停药！如果既往没有甲减病史，孕期产检过程中发现甲减，应立即到内分泌科就诊，制订规范的治疗方案和治疗目标。既往甲状腺自身抗体阳性，无论是 TPOAb 还是 TgAb 阳性，即使孕前甲状腺功能是正常的，也建议在孕早期复查一次甲状腺功能，根据其结果决定是否需要干预处理。

如果孕前患有甲亢，孕期应密切监测甲状腺功能和甲状腺相关抗体，如 TRAb，对于甲状腺功能控制良好且抗甲状腺药物剂量较小的患者，在医生指导和严密监测下有可能会暂停抗甲状腺药物。少数孕妈妈可能在妊娠早期出现甲状腺毒症，此时要注意鉴别是一过性甲状腺毒症还是甲亢病情加重了。一过性甲状腺毒症通常不需要行抗甲状腺治疗，甲亢病情加重或新发甲亢患者，在启用甲亢药物治疗时，要注意监测血常规和肝功能，以及时发现药物相关的不良反应。

总之，合并甲状腺疾病的孕妈妈们，不要过分担忧，要放松减压休息好，维持平和的心态；按时产检，关注胎儿各项指标的状况，如胎心率、胎儿孕周符合程度；必要时可超声观察胎儿甲状腺形态及大小；密切配合医生，生个聪明健康的宝宝！

第四节 甲状腺疾病患者的备孕准备

Q: 育龄期甲亢女性如何备孕?

甲亢患者如果病情控制不良，可能会对孕妈妈和胎儿造成多种不良影响，如流产、早产、死产的风险增大，妊娠期高血糖、高血压及心力衰竭的发生率增高，容易诱发甲状腺危象。另外，孕妈妈的血液循环中过多的甲状腺激素和 TRAb 能够通过胎盘进入胎儿体内，导致胎儿甲亢、新生儿出生后一过性中枢性甲减等问题的发生。因此，对于怀孕前就有甲亢的女性，一般建议最好在甲状腺功能控制正常且平稳后妊娠，以尽可能减少不良妊娠结局的发生。

关于甲亢的治疗方法，有药物治疗、放射性碘治疗和甲状腺手术治疗这 3 种，其方法各有利弊。处于育龄期的甲亢女性，如果妊娠的意愿强烈，应当与内分泌科、核医学科、外科和生殖科专家共同讨论，选择既安全又能最快实现备孕的治疗方案。

如果选择行放射性碘治疗，在行摄碘率评估或碘治疗前需要做妊娠试验排除怀孕，以免同位素碘对胎儿造成辐射损伤。在放射性碘治疗后，应定期复查甲状腺功能及抗体 TRAb 水平，治疗 6 个月后，如果甲状腺功能稳定可考虑备孕。

由于 TRAb 可以通过胎盘造成胎儿甲亢，在一些 TRAb 水平持续较高的患者中，尤其合并甲状腺肿大时，推荐选择甲状腺手术治疗甲亢。

在使用 MMI 治疗甲亢的患者中，建议计划妊娠前停用 MMI，改换 PTU，以减少药物对胎儿发育的不良影响。

如果甲亢没有控制好但又意外怀孕，或在怀孕过程中才发现得了甲亢的，建议尽快就诊调整抗甲状腺药物的种类和用量，评估继续妊娠的风险。由于抗甲状腺药物可能存在肝损伤和白细胞抑制等不良反应，对胎儿也有一定的致畸风险，所以患者及家属应充分了解继续妊娠的利弊。

Q: 育龄期甲减女性如何备孕?

育龄期女性在准备怀孕时，建议到医院进行孕前检查，看看自己的身体状况是否符合优生优育的要求。在这些孕前检查项目中，甲状腺疾病的筛查是其中比较重要的一个方面，因为正常的甲状腺功能是孕育健康宝宝的重要保障。

如果既往已确诊甲减并接受 L-T_4 治疗，应继续服用药物把甲状腺功能控制在妊娠要求的目标范围内。如果在筛查中初次发现了甲状腺功能减退或亚临床甲减，则应尽快启动 L-T_4 治疗。按照孕期甲减的治疗目标，将 TSH 控制在妊娠期特异性参考范围的下 1/2。如果就诊医院没有本地区建立的妊娠期特异性参考范围，则可将血清 TSH 控制目标设定在 2.5 mU/L 以下。如果患者属于甲状腺疾病高危人群，如患桥本甲状腺炎、大龄女性、肥胖、不孕不育或有不良孕产史，在备孕过程中可每 2～3 个月复查一次甲状腺功能，或在发现妊娠时尽快完成一次甲状腺功能化验，以便及时启动相关处理。

Q: 甲状腺癌术后患者如何备孕?

在妊娠早期，肝脏 TBG 产生增加，胎盘分泌 hCG 的水平也呈翻倍上升趋势，甲状腺自身抗体的作用也因妊娠不同阶段而发生变化。在妊娠期这些与甲状腺相关的影响因素作用下，妊娠期血清甲状腺指标的参考范围有异于非妊娠状态。2018 年发布的第 2 版《中国妊娠与产后甲状腺疾病诊治指南》建议可将 4.0 mU/L 作为中国女性妊娠早期 TSH 上限的切点值。在患有临床甲减或亚临床甲减的孕妇患者中，通过 L-T_4 替代治疗，可将血清 TSH 控制在妊娠期特异性参考范围的下 1/2，或使血清 TSH 水平维持在 0.1～2.5 mU/L。

甲状腺癌最常见的病理类型是分化型甲状腺癌，术后也需要实施 L-T_4 替代治疗，一方面是为了满足甲状腺功能维持的需求；另一方面是为了抑制 TSH 预防甲状腺癌复发。对于甲状腺癌复发高风险的患者，抑制治疗的目标是保持 TSH 低于 0.1 mU/L。对于治疗反应良好的分化型甲状腺癌术后患者，TSH 抑制目标可逐渐放宽至 2.0 mU/L 以下。甲状腺癌术后的甲状腺功能控制目标与妊娠期对甲状腺功能的要求不相违背，妊娠期间维持既定的 TSH 抑制治疗是安全的，不会因此而增加母胎并发症的风险。妊娠早期每 2～4 周复查血清 TSH，直至妊娠 20 周，之后 TSH 可每 4～6 周复查，以及时调整 L-T_4 剂量。

Q: 辅助生殖期间如何管理好甲状腺疾病?

无论甲状腺功能是亢进还是减退，均可导致月经紊乱，进而造成排卵异常或受孕困难，因此建议所有治疗不孕不育的女性均应筛查甲状腺功能。

如果被诊断为甲亢，则应根据备孕计划的需求选择合适的治疗方案，包括药物治疗、放射性碘治疗或手术治疗，在甲状腺功能控制稳定至少半年以后，尝试受孕或行生殖辅助治疗。

如果被诊断为亚临床甲减或临床甲减，推荐给予 $L\text{-}T_4$ 替代治疗，将血清 TSH 控制在 2.5 mU/L 以下。

对于甲状腺功能正常但 TPOAb 阳性的患者，如果既往有不良孕产史，行辅助生殖之前可以考虑给予小剂量 $L\text{-}T_4$ 治疗，对改善辅助生殖结局可能有一定获益。

在诱导控制性超排卵期间，促排卵类激素的应用可能会影响甲状腺激素水平，推测其机制可能是与高雌激素水平引起 TBG 升高有关，外源性注射 hCG 也能直接刺激甲状腺 TSH 受体。卵巢刺激对血清甲状腺激素水平的影响结果缺乏一致性，此期甲状腺功能结果不能真实反映甲状腺功能状态，建议在进行控制性超排卵前及促排后 1～2 周进行甲状腺功能检测。对促排后未受孕的女性，如果 TSH 仅轻度升高，可 2～4 周监测一次 TSH，这部分女性患者的甲状腺功能多能恢复至正常水平。对成功受孕的女性，如果血清 TSH 升高，应进行 $L\text{-}T_4$ 治疗，TSH 治疗目标应控制在 2.5 mU/L 以下。

第五节 甲状腺疾病患者的产后管理

Q: 如何诊断产后甲状腺炎?

产后甲状腺炎（PPT）是指孕前甲状腺功能正常的女性在产后 1 年内发生的甲状腺功能异常，典型患者的临床过程会经历甲状腺毒症期、甲减期和恢复期。在 PPT 患者的甲状腺毒症期，大量甲状腺激素短期释放入血，产生类似甲亢的临床表现和化验特征，最需要与之鉴别的是产后新发 GD 甲亢，因为两者的发生机制、疾病进程、治疗措施和临床结局不同。

如果患者在产后 1 年内出现高代谢症状，且存在甲状腺肿大、甲亢突眼、胫前黏液性水肿的体征，血清甲状腺激素水平升高，且 TRAb 阳性，超声提示甲状腺内血流丰富，则倾向于诊断 GD。

PPT 的毒症期多出现在产后半年内，症状往往比较温和，TRAb 通常是阴性的，甲状腺激素水平升高，但 T_4 与 T_3 比值常高于 GD 甲亢。

如果二者鉴别仍有困难，可以完善甲状腺功能显像检查。GD 甲亢患者放射性碘摄取率是呈升高或正常的，而毒症期的 PPT 患者甲状腺碘摄取率是降低的。但因同位素检查是有放射性的检测手段，哺乳期患者不建议使用。

因为 PPT 是一种破坏性甲状腺炎，甲状腺激素的合成并未真正的增加，甲状腺毒症期只是甲状腺暂时的改变，所以不主张给予抗甲状腺药物。GD 甲亢则需要接受规范的抗甲状腺药物治疗、放射性碘治疗或甲亢手术治疗。

Q: 产后甲状腺炎会发展为永久性甲减吗?

PPT 虽然专指妊娠女性在产后 1 年内发生的甲状腺功能异常，但其本质是自身免疫性甲状腺炎的一个类型，对甲状腺具有潜在破坏性的影响。虽然多数 PPT 患者的病情是可以自行缓解的，但在合并其他自身免疫性疾病、多次妊娠、大龄、肥胖及碘摄入过少或过多等因素时，PPT 之后遗留甲减的可能性还是会增加。

由于产后女性容易发生自身免疫系统的紊乱，在这一特殊阶段加强甲状腺疾病的筛查是大有必要的。如果确诊 PPT，在甲状腺毒症期要密切观察，若进入甲减期则及时给予 $L-T_4$ 治疗，尽可能维持甲状腺功能的稳定，同时每 4～8 周随访一次，尝试逐渐减小药物剂量，以判断是暂时性还是持久性的甲减。有 10%～30% 的 PPT 患者会发展为永久性甲减，所以发生过 PPT 的患者应当每年复查 TSH，尽早发现甲减，并给予及时处理。

Q: 产后抑郁与甲减有关系吗?

产后抑郁症的病因尚不完全清楚，有研究显示，遗传因素、神经生化因素和社会心理因素对产后抑郁的发生均有影响。一方面，从孕前、孕期到产后激素水平发生明显的变化；另一方面，孕产妇的生活方式、家庭环境、人际交往及心理情绪也随之发生很大的改变，这些因素可能促进产后抑郁的发生。

PPT 通常发生在产后 1 年内，在经历一段因甲状腺破坏、释放过多甲状腺素而引起高代谢症状的甲状腺毒症期之后进入甲减期。当产后妇女处于甲状腺功能减退状态时，机体的代谢率降低，对外界事物的兴趣性下降，可能出现寡言少语、性情淡漠、疲乏无力等类似抑郁的表现，易被误诊为产后抑郁。因此，在产后甲状腺功能容易发生紊乱的 1 年时间中，应加强甲状腺功能的筛查，如果诊断为产后甲状腺炎，应定期复查甲状腺功能，以及时发现和治疗甲减。所有抑郁症患者，包括产后抑郁症患者，均应筛查是否存在甲状腺功能异常。

Q: 产后服用了甲减药物，还可以哺乳吗?

产后及哺乳期的甲减患者，可继续服用 L–T_4 治疗，根据普通人群的 TSH 及 FT_4 正常参考范围调整药物剂量。

既往诊断为甲减或亚临床甲减的女性，妊娠期对甲状腺激素需求量增加是妊娠本身所致。分娩以后，L–T_4 剂量应适当减量。多数甲减患者的 L–T_4 用量在产后可以恢复至妊娠前水平，也有研究表明，桥本甲状腺炎患者产后对 L–T_4 的需求量高于妊娠前，这可能是自身免疫性甲状腺功能障碍产后恶化所致。产后 L–T_4 的剂量需要根据孕前用量、孕期调量的幅度及造成甲减的病因进行调整，并于产后 6 周复查甲状腺功能，根据血清 TSH 水平进一步调整 L–T_4 用量。

产后服用了甲亢药物，还可以哺乳吗?

合并甲亢的孕妈妈在产后都面临着一个重要的问题，在服用甲亢药物的同时，可以给宝宝喂奶吗？理论上讲，目前常用的抗甲状腺药物，无论是 MMI 还是 PTU，均有极小比例的药物可以通过乳汁泌出。有研究报告，哺乳期女性服用 PTU 后有 0.007%～0.077% 的药物从母体血清进入乳汁，服用 MMI 者有 0.1%～0.2% 会进入母乳。使用临床常用的 MMI（10～30 mg）和 PTU（100～300 mg）日剂量时，通过乳汁泌出的剂量远低于治疗剂量，对母乳喂养的婴儿没有风险，因此不会影响新生儿的甲状腺功能。建议正在哺乳的甲亢患者，如需服用 MMI 或 PTU，应权衡用药利弊，尽量使用相对较小的安全剂量，并选择在哺乳之后服用药物。

妊娠期和哺乳期女性如何摄入碘?

因为妊娠期间甲状腺激素合成增加，肾脏碘排泄增加，加之胎儿对碘的需求增加，妊娠女性的碘需要量要高于非妊娠女性。一般推荐，健康成人每日摄入碘 150 μg。WHO 推荐，妊娠期和哺乳期女性碘摄入量为每天 250 μg，每天最高摄入量不超过 500 μg。我国营养学会推荐，妊娠期每日碘摄入量为 230 μg，哺乳期为 240 μg，可耐受最高摄入量均为 600 μg/d。

备孕期和孕期碘摄入充足的女性，甲状腺内碘储备充足，能够满足妊娠期间对甲状腺激素增加的需求。婴儿所需的碘是从乳汁中获得的，因此哺乳期女性也需要适当增加碘的摄入量。反之，碘缺乏可以导致母亲和胎儿甲状腺激素合成不足，刺激垂体

TSH生成和分泌增加，导致母亲和胎儿发生甲状腺肿大进而使甲状腺疾病的风险增高。妊娠女性严重碘缺乏可以引起流产、死胎，并对子代的认知功能产生不良影响，儿童注意力不集中及多动症的发生率增高。

补碘的时间也是非常关键的，如果在妊娠12～20周以后补碘，对子代神经发育的益处则消失。如果只补充L-T_4而不补碘，子代智力也不能得到明显改善。开始补碘的最佳时期是孕前至少3个月，以保障母胎均能得到最大获益。

据WHO评估，中国约有50%妊娠女性处于碘缺乏状态，其中约60%为轻度碘缺乏。碘缺乏是全球可预防的导致智力缺陷的主要原因，普遍食盐碘化是补充碘及改善母体和新生儿碘营养状况最经济有效的方式。在实施普遍食盐加碘的国家，如果普通居民的碘营养处于适宜状态，妊娠期女性可保证碘盐的摄入，则不用额外补充碘制剂。

Q: 如何对新生儿甲减进行筛查?

甲状腺激素对新生儿及幼儿的生长和智力发育都是至关重要的，为预防先天性甲减造成的不良后果，绝大多数国家都制定了对新生儿进行先天性甲减筛查的法规或政策。国际上通常采用的筛查指标是足跟血TSH（滤纸干血斑标本），足月新生儿采血时间为出生后2～4天。我国国家卫生健康委推荐，健康足月儿采用滤纸法足跟血检测的理想时间为出院时或出生后第2～4天，监护病房出院或家中分娩的早产儿可在出生后7天内采集标本。TSH水平的阳性切点值根据实验室和试剂盒而定，一般TSH >

10～20 mU/L 为筛查阳性。如果足跟血 TSH 筛查阳性，需要立即召回患儿进行甲状腺功能复测及相关指标的化验检查，临床医生应充分考虑到各年龄正常参考范围和不同实验室测定方法的影响，以帮助做出准确判断。

由于开始治疗的年龄与患儿智力发育显著相关，新生儿先天性甲减一经确诊，应尽快开始选用 L-T_4 治疗，在 1～2 周内使患儿血清 T_4 恢复到正常水平，2～4 周内使血清 TSH 恢复至正常水平。1 岁之内每 1～2 个月监测血清 TSH、FT_4 及 TT_4 指标，1～3 岁每 3～6 个月复查，3 岁之后每 6～12 个月复查，治疗目标是维持血清 TSH $<$ 5 mU/L，FT_4、TT_4 在参考范围的上 1/2 水平。

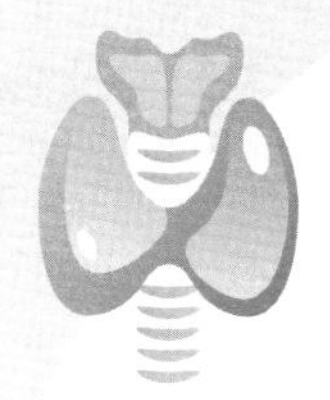

第九章

常见甲状腺疾病病例分析

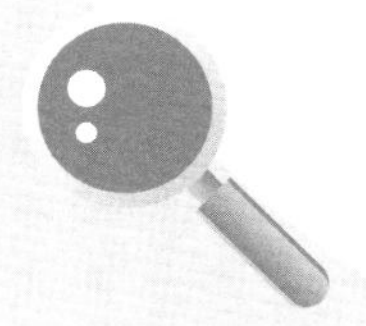

Q: 病例1　怕热、多汗、手抖、心烦为哪般?

贾女士28岁，最近常感觉心慌，怕热、多汗，饿得快、吃得多，体重还逐渐下降，晚上失眠多梦，白天上班打不起精神，同事都说她脾气越来越大，连领导也不敢让她加班了。她自己上网查询了一通，怀疑自己是患了甲亢，赶紧去医院查一下。

甲亢究竟是怎样的疾病？病因是什么？又该如何治疗呢？

甲状腺位于颈部喉结下方2～3 cm处，形状如蝴蝶，甲状腺虽小，却是人体最大的内分泌腺体。甲状腺合成分泌甲状腺激素，是调控人体新陈代谢的“发动机”，还负责维持组织器官的正常生理活动，促进机体生长发育。

最常见的甲亢是由自身免疫性原因所造成的毒性弥漫性甲状腺肿，又被称为Graves病。本病好发于女性，尤其偏爱生育期女性，给孕育后代造成一定的困难。

日常我们所熟知的甲亢，是甲状腺这个工厂合成能力增加，过量的甲状腺激素进入血液循环，引发全身各系统（如神经精神、心血管、消化、肌肉骨骼、血液、生殖等系统）兴奋性增高，机体的新陈代谢加快，还常伴有甲状腺肿大、眼球突出，少数患者出现胫前黏液性水肿。

由于甲亢的临床表现多种多样，患者可能会就诊于不同的科室。医患都应警惕甲亢的存在，结合甲状腺功能、甲状腺自身抗体及其他相关化验检查后，尽早明确诊断，及时进行正规的治疗。

针对甲亢的治疗方案，可选择药物治疗、放射性碘治疗或手术治疗，3种方式各有利弊，需根据患者情况选择合理的个体化治疗方式。

Q: 病例 2　甲亢如何变“危象”?

上一周，重症监护室收治了一位中年女性患者，她在 1 年前因心慌、手抖、多汗，就诊于当地医院，诊断为甲亢，吃上了抗甲状腺药物，用药约半年后，之前的不适症状有了明显缓解。虽然医生再三叮嘱要定期复查调药，可她没什么不舒服就懒得再去医院了，还经常忘记吃药，近半年干脆停药了。

一周前，患者受凉后出现咽痛、咳嗽、发热，吃了止咳药和退烧药都不见效，还出现了厌食、恶心、呕吐、心悸、胸闷、气短，高热不退，越来越虚弱，连起床都费力，说话也颠三倒四，家人觉得情况很严重，连夜将她送到了急诊门诊，门诊诊断患者为“甲亢危象”，是甲亢病情急剧加重的一种临床急症。

甲亢危象常发生在治疗不当或未治疗的患者中，常见诱因为感染、应激，如急性创伤、分娩、精神刺激、过度劳累、心脑血管意外等，甲状腺手术准备不充分及 ^{131}I 治疗时也可出现甲亢危象。其临床表现为原有甲亢症状明显加重，高热，体温可高达 40℃或更高，大汗淋漓，心悸气短，心率常在 140 次 / 分以上，出现恶心、呕吐、腹痛、腹泻、烦躁不安，甚至神志不清、谵妄；严重患者可以发生心力衰竭、休克、昏迷，甚至威胁到生命，是一种死亡率较高的急性重症。

为防止甲亢危象的发生，及时诊断甲亢并进行正规治疗是关键，同时要避免及预防应激情况发生。一旦发生甲亢危象，要尽快识别和去除诱发因素，给予较大剂量的抗甲状腺药物，同时使用其他可抑制甲状腺素合成和释放的药物，密切监测甲状腺功能及心肾功能，尽快控制心率，改善心功能，并加强抗感染、降温、吸氧、补液等对症及支持治疗。

Q: 病例 3 甲亢为啥不“亢”？

邻居王大伯，今年 69 岁，近几个月来，饭也吃不下，觉也睡不着，还老往厕所跑，一天大便好几次，体重下降了 30 多斤。曾经谈笑风生的他，如今对什么事情也没了兴趣，家人担心他是不是得了癌症，带他去医院做了许多次化验检查，都没查出病因。眼见王大伯连走路都没了力气，其全家上下急得团团转。

这一次就诊，遇到经验丰富的医生，对其询问病史、体格检查、查看既往就诊记录后，怀疑老王可能患上了甲亢。果真，甲状腺功能的化验报告一出，多个指标都是异常的。找到了症结所在，经过规范的甲亢治疗，老王的甲状腺功能逐渐恢复正常，精神头越来越好，体重也渐渐回升了。

其实，这是甲亢患者较为特殊的一种表现，多发生于老年人。老年甲亢患者的高代谢症状往往不典型，甲状腺肿大也不明显，但常表现为食欲下降、体重减轻，容易出现心房颤动、期前收缩等心律失常表现，重者发生心力衰竭。还有些老年患者出现精神淡漠、萎靡不振、反应变慢、寡言少语，又被称为“淡漠型甲亢”。如果诊断及治疗不及时，容易造成严重的不良后果。

因此，要多关注老年甲亢，避免造成漏诊或误诊。

Q: 病例 4 眼痛、畏光、流泪，是眼病还是甲状腺病？

一提到“甲亢”，大家通常会想到脾气急、能吃、脖子粗、眼睛突、凶巴巴的形象。所以一看到周围朋友的眼睛突出，会建议他们去查查是否有甲亢。实际上，40% 的甲亢患者会出现眼睛的病变，又称为“甲状腺相关性眼病”，英文缩写为 TAO，是一种与甲状腺功能相关的自身免疫性疾病。

TAO 常见的表现是眼球突出，比较容易识别。但有时候眼睛症状表现为酸胀、疼痛、畏光、见风流泪，视力下降甚至失明，导致生活质量大大降低。然而，上述症状有时被当作眼局部疾病、干眼症、青光眼等进行治疗，从而延误了 TAO 最佳治疗时机。

正常情况下，我们眼窝中间的眼球被四周软软的眼外肌包裹着，垫着许多脂肪和软组织，安全又舒适，转动很灵活。当 TAO 发生时，眼眶软组织和眼外肌发生炎症和纤维化，变得肿胀，眼眶内压力不断增加，眼球就被迫往前面挤出来了。

病情轻的时候出现眼睑退缩或迟落，看起来像眼睛老瞪着一样。病情加重活动期的时候眼睛红红、泪水汪汪，眼部疼痛，眼球没办法在狭小的空间内灵活转动，出现看东西重影的现象。病情严重时，眼睛突出到睡觉的时候都闭不上，可能发生暴露性角膜溃疡甚至是角膜穿孔。最可怕的是，如果狭小的眼窝内娇弱的视神经受到压力而损伤，可导致患者视力快速下降，甚至造成不可逆的失明。

尽管后果很严重，但也不要过分焦虑，只要及时发现，及早进行预防和治疗，大部分患者能得到良好的控制。

对于轻度 TAO：要控制甲状腺原发病，放松心情，均衡饮食，戒烟，外出佩戴墨镜，睡觉戴保护眼罩，抬高枕头减轻眼睛水肿，定期复查眼睛就好了。

对于中度和重度TAO：尽快于专科就诊，由医生评估眼部病情，根据情况可选择糖皮质激素、球后注射、放射或眼眶局部手术等治疗方法。

总而言之，甲状腺疾病与眼病密切相关，一定要及早识别、预防和诊治。

Q: 病例5　甲亢久治不愈，想生宝宝怎么办？

文女士34岁，患甲亢4年，长期服用MMI抗甲状腺药物，但用药不规律，复诊不定期，病情时好时坏，至今未愈。

2年前曾怀孕过两次，但不幸因胎停育流产了，想来可能是甲亢惹的祸，心有余悸，未敢再次尝试怀孕。

眼见自己年龄越来越大，长辈们催得紧，可这糟心的甲亢，该如何是好？

来医院就诊的文女士有一连串的疑问，甲亢会不会导致流产？甲亢药物会不会引起胎儿畸形？甲亢会不会遗传给宝宝……

文女士的担忧不无道理，因为甲亢确实会对孕妈妈及胎儿造成潜在的危害，例如妊娠高血压综合征、先兆子痫、心力衰竭、甲亢危象、流产、早产、死胎、胎盘早剥、胎儿宫内发育迟缓、胎儿身体缺陷、胎儿死亡、新生儿甲亢等。

甲亢女性想怀孕，该怎么办呢？

（1）已患甲亢女性最好在甲状腺功能控制至正常并平稳后妊娠，以减少妊娠不良结局。

（2）正在服用甲亢治疗药物的备孕女性，如发现怀孕可暂停用药，立即检测甲状腺功能及相关抗体，结合其临床表现，决定是否继续用药。

（3）若孕早期需继续行甲亢治疗，优选 PTU；孕中、晚期可选择 MMI 或 PTU 治疗。

（4）每 2～4 周复查甲状腺功能，孕期控制目标是用最小药量使血清 FT_4/TT_4 接近或轻度高于参考范围上限。

（5）加强孕期及产后的母婴健康监测。

Q: 病例 6　妊娠剧吐、甲状腺功能水平升高为哪般？

今年 35 岁的卫女士，晚婚晚育，历经波折，今年好不容易成功怀孕，超声显示为双胎妊娠，全家人满心欢喜，期待两个宝贝的降生。

可刚过孕 8 周，孕妇就出现了明显的早孕反应，闻不得异味，吃不下饭，甚至恶心、呕吐，粒米难进，急得家人团团转。

然而，雪上加霜的是，建档立卡的化验单上有多项指标不正常，尤其是甲状腺功能的化验单里，上上下下的箭头提示多个指标都不在正常范围内。

卫女士以前没有患过甲亢，平日仔细的她，在备孕期也进行了甲状腺功能筛查，那时每项指标都是正常的，可刚刚怀孕甲状腺功能咋就变了呢，难道患上了甲亢？

一起来查查看！医生给卫女士复查了包含甲状腺功能及甲状腺相关抗体的全项化验，还预约了甲状腺超声检查。

结果回报，甲状腺功能水平虽然是升高的，但甲状腺相关抗体均阴性，超声也未见明显异常。卫女士并没有患上甲亢！

这是孕期一过性的甲状腺功能升高，又称为“妊娠期一过性甲状腺毒症”。

这种情况通常发生在妊娠前半期，与孕期 hCG 快速升高、刺激甲状腺激素产生有关。妊娠期一过性甲状腺毒症常合并有剧吐、心悸、多汗症状，无须吃药打针，应每 2～4 周复查一次甲状腺功能，静待甲状腺功能回归正常就可以。

参考文献

[1] Li Y, Teng D, Ba J, et al.Efficacy and safety of long-term universal salt iodization on thyroid disorders: epidemiological evidence from 31 provinces of mainland China.Thyroid,2020, 30 (4): 568–579.

[2] 中华医学会内分泌学分会 . 成人甲状腺功能减退症诊治指南 . 中华内分泌代谢杂志 ,2017，33（2）：167–180.

[3] 中华医学会内分泌学分会，中国医师协会内分泌代谢科医师分会，中华医学会核医学分会，等 . 中国甲状腺功能亢进症和其他原因所致甲状腺毒症诊治指南 . 中华内分泌代谢杂志，2022，38（8）：700–748.

[4] 中华医学会内分泌学分会，中华医学会围产医学分会 . 妊娠和产后甲状腺疾病诊治指南（第 2 版）. 中华内分泌代谢杂志，2019，35（8）：636–665.

[5] 中华人民共和国国家卫生健康委员会 . 甲状腺癌诊疗规范 (2018 年版). 中华普通外科学文献：电子版，2019,13（1）：1–15.

[6] 中华医学会超声医学分会浅表器官和血管学组，中国甲状腺与乳腺超声人工智能联盟，詹维伟，等 .2020 甲状腺结节超声恶性危险分层中国指南 : C–TIRADS. 中华超声影像学杂志，2021，30（3）：185–200.

[7] 葛均波，徐永健，王辰 . 内科学 . 9 版 . 北京：人民卫生出版社，2018.

[8] 万学红，卢雪峰 . 诊断学 . 9 版 . 北京：人民卫生出版社，2018.

[9] BALOCH Z W,ASA S L,BARLETTA J A,et al. Overview of the 2022 WHO Classification of Thyroid Neoplasms. Endocr Pathol, 2022,33（1）：27–63.

附录　中英文缩略语对照表

英文缩写	英文全称	中文全称
ACR	American College of Radiology	美国放射学会
ANCA	anti-neutrophil cytoplasmic antibody	抗中性粒细胞胞浆抗体
ATA	American Thyroid Association	美国甲状腺协会
ATC	anaplastic thyroid carcinoma	甲状腺未分化癌
ATD	antithyroid drugs	抗甲状腺药物
BI-RADS	breast imaging reporting and data system	乳腺影像报告和数据系统
DIT	diiodotyrosine	双碘酪氨酸
DTC	differentiated thyroid cancer	分化型甲状腺癌
Dx-WBS		诊断性全身显像
ETA	European Thyroid association	欧洲甲状腺协会
FNA	fine needle aspiration biopsy	细针穿刺活检
FT_3	free triiodothyronine	游离三碘甲状腺原氨酸
FT_4	free thyroxine	游离甲状腺素
FTC	follicular thyroid carcinoma	甲状腺滤泡状癌
GD	Graves' disease	Graves 病
GO	Graves ophthalmopathy	Graves 眼病
GGT	gamma-glutamyl transpeptidase	γ-谷氨酰转肽酶
GTT	gestational transient thyrotoxicosis	妊娠期一过性甲状腺毒症
hCG	human chorionic gonadotropin	人绒毛膜促性腺激素
irAEs	immune-related adverse reactions	免疫相关不良反应
ICIs	immune checkpoint inhibitors	免疫检查点抑制剂
$L-T_4$	levothyroxine	左甲状腺素
$L-T_3$		左-三碘甲状腺原氨酸
MIT	monoiodotyrosine	单碘酪氨酸

续表

英文缩写	英文全称	中文全称
MMI	methimazole	甲巯咪唑
MTC	medullary thyroid cancer	甲状腺髓样癌
NACB	National academy of clinical biochemistry	美国临床生化学会
NIFTP	non-invasive follicular thyroid tumor	非侵袭性滤泡型甲状腺肿瘤
PET		正电子发射断层仪
PPT	postpartum thyroiditis	产后甲状腺炎
PTC	papillary thyroid carcinoma	甲状腺乳头状癌
PTMC	papillary thyroid microcarcinoma	甲状腺微小乳头状癌
PTU	propylthiouracil	丙基硫氧嘧啶
rT_3	reverse triiodothyronine	反 T_3
Rx-WBS		治疗性全身显像
SCH	subclinical hypothyroidism	妊娠期亚临床甲减
SPECT		单光子发射计算机断层显像
SRTH	thyroid hormone resistance syndrome	甲状腺激素抵抗综合征
TAO	thyroid-associated-ophthalmopathy	甲状腺相关眼病
TBG	thyroxine binding globulin	甲状腺素结合球蛋白
TBAb	TSHR-blocking antibody	甲状腺阻断性抗体
TI-RADS	thyroid imaging reporting and data system	甲状腺影像报告和数据系统
Tg	thyroglobulin	甲状腺球蛋白
TgAb	thyroglobulin antibody	甲状腺球蛋白抗体
TPO	thyroid peroxidase	甲状腺过氧化物酶
TPOAb	thyroid peroxidase antibody	甲状腺过氧化物酶抗体
TRH	thyrotropin-releasing hormone	促甲状腺激素释放激素
TRAb	TSH-receptor antibody	促甲状腺激素受体抗体
TSH	thyroid stimulating hormone	促甲状腺激素

续表

英文缩写	英文全称	中文全称
TSAb	TSHR- stimulating antibody	甲状腺刺激性抗体
T_3	triiodothyronine	三碘甲状腺原氨酸
TT_3	total triiodothyronine	总三碘甲状腺原氨酸
T_4	thyroxine	甲状腺素
TT_4	total thyroxine	总甲状腺素
WBS	whole body scan	全身显像
WHO	World Health Organization	世界卫生组织